植物の不思議パワーを探る

心身の癒しと健康を求めて

松尾英輔・正山征洋［編著］

九州大学出版会

はしがき

　近年，私たちの暮らしを取り上げる話題のなかに，癒し，健康，生活習慣病，高齢者，介護，児童虐待，青少年の社会問題，ガーデニング，園芸療法などがひんぱんに取り上げられている。これらは一見したところ，いくつかのグループにまとめられ，それらのグループ間につながりがあるようには思えない。ところが，これらを掘り下げてみると，実は密接なつながりを持っている。そのつながりを解き明かしてみようという試みをまとめたのが本書である。

　この試みは，編著者の一人正山征洋教授の着想により，朝日カルチャーセンター福岡の講座の場を借りて行うことになった。そのタイトルは，「園芸療法・園芸福祉——植物との関わりで心身を癒す」。その内容の概要を講座案内から引用することにしてみよう。

　「近年，生活習慣病が注目されています。それと同時にこころの病気・精神疾患も増え続けています。このような時代を背景に，植物を「心身の癒し」に応用するという活動や研究が盛んになっています。（中略）

　園芸療法と園芸福祉の現状や定義から，植物と心の関わり，特に各種の精神疾患に対する園芸植物，食品（植物を使ったヘルシーメニュー），漢方薬，ハーブ等の効用について，それぞれの専門分野の講師が分かりやすく講義します。（後略）」

　従来から園芸分野では，「園芸（ガーデニング）は肉体の糧と精神の糧を供給する」という言葉が知られている。しかし，この意味を深く追究した専門家は少なかったし，アマチュア園芸家はガーデニングは当たり前の日常活動とみなして，これに関心を払うこともなかった。しかしながら，最近のガーデニングブームや園芸療法・園芸福祉への高い関心は，私たちの暮らしや心身の健康に対してガーデニングとその生産物である植物が果たしている

意義や役割をあらためて考えてみることの必要性を訴えているといえよう。

これをふまえて，この講座は次のようなねらいで開かれたものである。すなわち，ガーデニング（園芸）の実情や背景，あるいは，なぜ癒しをもたらし，心身の健康に役立つのか，どのように日々の活動として活かすべきかなどを，単に園芸（ガーデニング）関係者の立場からだけではなく，人間と植物とのかかわりという視点から，①なんらかの形でこれに関連する分野，たとえば，食物栄養学，中国薬膳，医療疫学，生薬学，精神医学，心理学，森林科学などの専門家がそれぞれの研究成果を紹介する，②お互いの接点を見いだしながら，私たちの豊かな暮らしの実現に向けて貢献するにはどうすればよいかを探る。

もっと分かりやすくいえば，植物とのかかわりが私たちにもたらすもの，たとえば，その面白さ，心身の癒しや健康への効果，快適環境の創造，社会生活や教育・文化面における役割など，「植物のもつ不思議パワー」をたのしみながら実感してもらいたいという願いを込めたものである。

本講座は，全体としてみれば，植物とかかわるさまざまな分野の専門家が「植物」と「心身の健康」をキーワードとして談話会を開いたものと考えるとよい。しかし，講師たち自身にとってもはじめての試みであり，事前の打ち合わせが必ずしも円滑に進んでいたわけでもない。実際問題として，これら異なる分野の専門家の話を，講師たち自身が聞く機会は少ない。

そこで，お互いに勉強する意味も含めて，しゃべりっぱなしではなく，文字の形で残しておこうということになった。そして2000年度の講座を担当してくださった講師の方々にお願いし，講義の内容を補足して原稿を調整していただき，本書のような形で出版する運びとなった。

編者として本書の発行にかかわり，すべての話題をあらためて拝見させていただいた筆者にも，知見を新たにすることばかりであった。講座に出席された方々にとっては，あらためて話を振り返るきっかけになろう。はじめて本書を手にされた読者には，ガーデニングおよびその生産物である植物と暮らしとのかかわりの深さやそれが関係する分野の広がりを実感する機会を提供するものと考えている。

本書が読者の皆さんの心の糧となり，ガーデニングとその生産物である植物を通して心身ともに癒され，健康になり，そして，豊かでゆとりのある暮らしの実現につながることを期待しつつ，読者とともに「植物の不思議パワーを探る」旅に出ることにしよう。

　2002 年 6 月 30 日

松尾 英輔

目　　次

はしがき ……………………………………………………松尾英輔　i

第 1 章　園芸療法と園芸福祉 ……………………………松尾英輔　3
　　　　─植物とのかかわりで心身の癒しと健康，
　　　　　生活の質（QOL）の向上を目指す─

　1．はじめに ……………………………………………………………3
　2．園芸（ガーデニング）とその特徴…………………………………4
　3．暮らしのなかの園芸と植物…………………………………………6
　4．園芸（ガーデニング）ならびにその生産物である植物の効用……8
　5．園芸の効用を幸福のために活かす─園芸福祉と園芸療法─ ………23
　6．園芸療法と植物療法との関係 ……………………………………25
　7．なぜ園芸で幸福の増進（QOL の向上）が期待されるのか ………30
　　　　─癒しと人間らしさを求めて─
　8．おわりに ……………………………………………………………41

第 2 章　自然の恵みを健康に食べる ……………………三成由美　45
　　　　─薬食同源を基本にしたヘルシーメニューを食卓へ─

　1．ヘルシーメニューを食卓に ………………………………………45
　2．薬食同源とは ………………………………………………………47
　3．中国薬膳調理のための食材分類 …………………………………47
　4．四季と薬膳 …………………………………………………………65

第 3 章　薬膳パンによる骨粗鬆症予防の可能性 ………徳井教孝　73

　1．はじめに ……………………………………………………………73

2．対象者と方法 ……………………………………………… 74
   3．薬膳パンの効果 …………………………………………… 75
   4．おわりに …………………………………………………… 77

第4章　中国巴馬県における長寿食を探る ……………徳井教孝　79
   1．はじめに …………………………………………………… 79
   2．長寿者の多い巴馬県の地理と人々の暮らし …………… 79
   3．毛髪に含まれる炭素と窒素の同位体分析による食習慣調査 …… 80
   4．おわりに …………………………………………………… 87

第5章　園芸療法と薬学の接点 …………………………正山征洋　89
   1．はじめに …………………………………………………… 89
   2．薬草の歴史 ………………………………………………… 90
   3．薬草の種類・分類 ………………………………………… 93
   4．食　　品 …………………………………………………… 103
   5．食品と薬のかかわり ……………………………………… 106
   6．代替医療 …………………………………………………… 108
   7．おわりに …………………………………………………… 109

第6章　薬用植物と人間の関係 …………………………森元　聡　111
   　　　―毒となる食品，薬となる食品―
   1．はじめに …………………………………………………… 111
   2．有毒植物 …………………………………………………… 112
   3．発ガンを抑制する植物性食品 …………………………… 118
   4．ガンや成人病を防ぐ脂肪酸 ……………………………… 121
   5．カフェイン含有飲料 ……………………………………… 124
   6．アルコール含有飲料 ……………………………………… 128
   7．おわりに …………………………………………………… 131

第7章　心の健康とガーデニング ………………………板井修一　133
1．ストレス社会と心の健康 …………………………………133
2．ストレスとどうつきあうか ………………………………135
3．ストレス対処行動としての遊び …………………………140
4．遊びとしてのガーデニング ………………………………147
5．おわりに ……………………………………………………151

第8章　心身症と園芸療法 …………………………………美根和典　153
―心身症患者にみるガーデニングの効果―
1．はじめに ……………………………………………………153
2．心と脳の関係について ……………………………………153
3．脳と内臓の関係について …………………………………154
4．人生におけるストレスとは ………………………………155
5．代表的な心身症である消化性潰瘍について ……………156
6．おわりに ……………………………………………………165

第9章　アルコール依存症に対する
　　　　ガーデニングの効果 ………恵紙英昭・石橋正彦・北尾伸子　167
1．はじめに ……………………………………………………167
2．アルコール（エタノール）について ……………………168
3．アルコールの効果 …………………………………………172
4．アルコール関連精神障害の分類 …………………………173
5．アルコール依存症に対するガーデニングの効果 ………176
6．ガーデニングはなぜ効くか ………………………………183
7．おわりに ……………………………………………………185

第10章　樹木・森と人のよい関係 ………………………飯田　繁　189
1．はじめに ……………………………………………………189
2．樹木・森の香り ……………………………………………190

3. 森 の 音 ……………………………………………… 194
4. 森や巨木の神秘性・宗教性 ………………………… 196
5. 小 さ な 旅 …………………………………………… 198
6. 福祉施設における森の利用 ………………………… 200
7. 樹木の薬理効果・洗浄効果 ………………………… 201
8. お わ り に …………………………………………… 204

あとがき ………………………………………… 正山征洋 207

執筆者紹介 ………………………………………………… 209

植物の不思議パワーを探る

― 心身の癒しと健康を求めて ―

第1章

園芸療法と園芸福祉
植物とのかかわりで心身の癒しと健康，
生活の質（QOL）の向上を目指す

松 尾 英 輔

1. はじめに

「園芸療法」がブームと呼べるほどに日本人の関心を集めているが，その概念はきわめて曖昧である。はじめは，園芸療法では，病院での治療やリハビリ，さらには，福祉施設などでの対象者の生活能力の改善をはかるという考え方が多かった。

ところが最近では，「花を見ると心が和む」，「園芸をたのしんで気分がかわり，育てた花に癒される」，「庭や花壇などで一緒に働いて花とみどりを創出するという共有体験から共通の価値観が醸成され，よりよいまちづくり，コミュニティの形成が促される」，「高齢者が健康のために花や野菜づくりをたのしむ」，「押し花を作り，生け花をたのしむ」など，園芸に関係することを実践すれば園芸療法であるかのように解説する資料も少なくない。

このような例をみていると，混乱してしまい，どこまでが園芸の範囲なのか，どこまでが療法で，どこからが健康法なのかがわからなくなる。資料をみても，園芸療法を解説したり，紹介している人自身がはっきりしていないのである。これでは，園芸療法をはじめて学ぼうとする人はわかるはずがない。

一体，なにが園芸で，なにが療法なのだろうか。

公園で花を眺めて「園芸をたのしんでいる」という人はいないし，買ってきた花を使って押し花をしたり，生け花をたのしんでいても，「園芸をして

いる」とはいわない。だが、苗を植えて水をやり、根付いたことをよろこび、生長を期待しながら肥料をやるのはまさに、園芸そのものである。

また、庭の手入れでストレスが解消し、あるいは、もやもやが吹っ飛んだとしても、療法をうけたとはいわない。土を掘って植物を植えかえ、鉢を動かすことが身体の運動になっていることは、多くの人が経験しているが、これも療法とはいわず、健康法として園芸をたのしんでいるのだという。しかし、リハビリテーション病院で園芸が機能回復の目的で取り上げられているときには、明らかに療法として実施されているという。

いずれにしても、園芸と療法、それぞれの解釈がさまざまであるために、それらが組み合わされた「園芸＋療法」の解釈がさらに増幅されて、意味不明になってしまい、混乱を来しているのである。

ここでは、このような混乱を整理し、園芸療法の位置づけを明確にする意味で、園芸とはなにか、日常の暮らしのなかで私たちは園芸やその結果としてできた植物とどのようにかかわっているか、このかかわりが私たちにどんな効用をもたらすか、それらの効用を活用して心身の癒しやその機能の改善・増進、さらに人間らしく生きることに貢献しようという園芸福祉とはなにか、園芸福祉と園芸療法とはどこが違うか、なぜ園芸によって癒され、また、人間らしく生きることができるかなどをまとめてみたい。なお、園芸療法についてもっとくわしく知りたい方は、拙著『園芸療法を探る―癒しと人間らしさを求めて』（KKグリーン情報、2000年、名古屋）をひもといていただければ幸いである。

2. 園芸（ガーデニング）とその特徴

私たちの暮らしは、植物とのかかわりなしにはありえない。食べものをはじめ、嗜好品、薬草、紙、衣料素材、家具、建材などから、室内、庭、校庭、寺社の境内、公園、街路そして里山の植物にいたるまで、かかわりのない日は一日もない。もちろん、そのかかわり方はさまざまで、五感で触れることから能動的に手をかけること、あるいは、実物を取り扱うことから言葉やイ

第1章　園芸療法と園芸福祉　　　　　　　　　　　　　　　　5

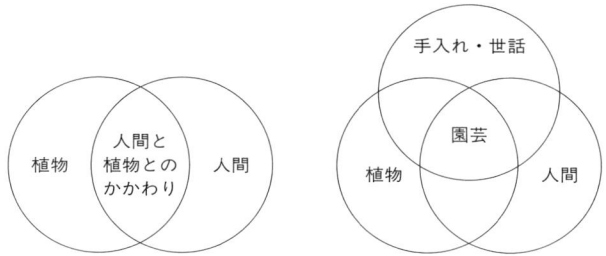

図1-1　人間・植物関係と園芸（松尾，1998）
　　　　園芸とは，人間と植物とのかかわりのうち，
　　　　手入れや世話をする場合をいう．

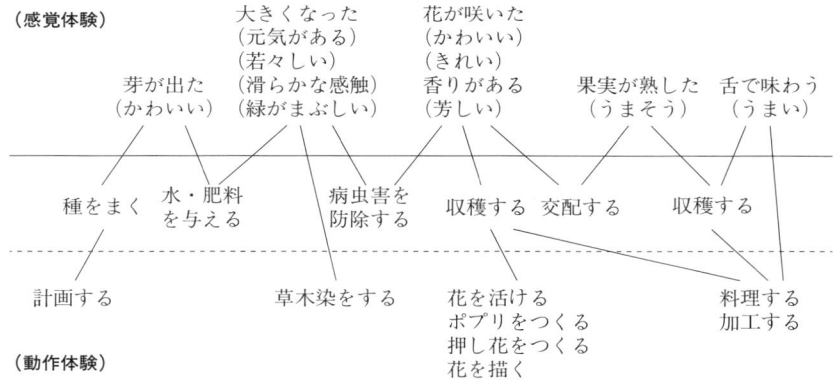

図1-2　園芸における動作体験と感覚体験のフィードバック過程（松尾，1998）

メージを通してかかわることまで，実に多種多様である．
　このような植物と人間とのかかわりのなかでも，園芸（ガーデニング）は，植物の生長にかかわって，その手入れや世話をする行動を中心とした一連の活動である（図1-1）．
　この活動は，生きて生長している植物を五感でとらえること（感覚体験）とその植物に手足と頭を使って働きかけること（動作体験），の二つのかかわりが統合されたものである．すなわち，園芸は，植物の生長とかかわりながら，感覚体験と動作体験との相互作用で進行する活動である（図1-2）．

表1-1 「園芸」から連想する言葉

言　葉	数	％
花	88	49.7
ガーデニング	41	23.2
土	24	13.6
野菜	21	11.9
盆栽	20	11.3
ビニルハウス	16	9.0
庭	15	8.5
植物	13	7.3
肥料	13	7.3
チューリップ	11	6.2
花壇	10	5.6
趣味	9	5.1

注：「園芸」から連想する言葉を三つずつ書いてもらった（標本数177）．このなかで，5％以上の回答者が連想した言葉を拾い上げたものである．

別の言葉でいえば，植物を栽培すること，すなわち，植物を育てることである．

たとえば，種をまき，水をかけ，芽が出たことを見届ける，肥料を与える，生長に感動する，杖を立てて倒れるのを防ぐ，病虫害を見つけ，薬を撒き，虫を捕る，大きくなった野菜を収穫して食べる，花が咲いた喜びを味わい，観賞する，種子が実ることを確かめ，収穫して来年に備える……．生長のすべての過程にかかわる必要はないかもしれないが，ある期間はこの過程にかかわることが欠かせない．

このように，生長にかかわることが基本であるが，土起こし，培養土の準備，堆肥づくりなど植物の栽培に必要な準備，自分で栽培した成果としての植物を収穫あるいは鑑賞すること，さらに，それらを利用すること（たとえば，生であるいは加工して食べる，飲む，生け花を活ける，ポプリ，ブーケ，コサージュなどを作る，題材として絵を描くなど）は園芸活動の一環と考えることができる．つまり，店で買ったあるいはもらった野菜や花を味わい，あるいは，それらを用いてなにかを作っても，それは園芸という名には値しない．

このように，生きものの生長に直接かかわり，その生長の手助けをする点が，ほかの多くのレジャー活動にない，園芸活動の特徴である．

3．暮らしのなかの園芸と植物

「園芸」といえば，「花」を連想する人が圧倒的に多い（表1-1）．それだけ多くの人が身近に花を飾り，あるいは植えていることを示すものであろう．しかし，園芸で取り扱う植物は花だけではない．野菜，果樹，庭木，芝など

第1章　園芸療法と園芸福祉

表1-2　暮らしのなかにみる園芸やその生産物である植物とのかかわりの事例

1. 実物を用いる例
- (1) 活動やその場
  庭いじり，盆栽づくり，鉢物栽培，地域の公園・花壇・街路樹の手入れ，同好会・愛好会などのグループ活動，園芸療法，花療法，植物を使った遊びなど
  室内，庭，花壇，菜園，家の周り，ベランダ，屋上，壁面，市民農園，学校農園・花壇，福祉施設や病院など
- (2) 産物
  野菜，くだもの，薬草，ハーブなど嗜好品，花・庭木などの観賞植物，これらで形づくられる景観，庭，花壇，公園など
- (3) 産物を用いるあるいは対象とする場面
  宗教的諸行事（仏壇，墓，恒例行事，神棚，神事でのお祓いなど），節季行事，個人の記念すべき出来事での花の贈答，家庭の室内・室外の装飾，催し物会場などに飾る花や盆栽，祭りや展示会などのさまざまなイベント，植物を使った遊び，各種の娯楽活動（花見，鑑賞会，果物狩り，紅葉狩りほか○○狩り（花が多い）など），料理，料理の添え物，食べ物の包み（サクラ，ショウガ，ミョウガ，ゲットウ，カキ，ホオ，ハランなど），薬湯（かんきつ類，ショウガ，ショウブ，ハーブ類など）

2. 実物を用いない例（シンボルとしての利用）
- (1) ことば
  ことわざ・たとえ，色名，花ことば，誕生花，生物季節，季語，幼稚園や保育園のクラス名，社名，地名など
- (2) デザイン・マーク
  家紋，教会紋，寺社紋，校章，大学章，社章，国花，県花・県木，市町村花・木，美術・工芸品（絵画，彫刻，織物など），陶磁器，家具・調度品（襖，屏風，扇子など），衣裳
  国旗，高速道路の市町村境の標識，鉄道や地下鉄の駅章
  切手，（絵）はがき，貨幣，カレンダー，ボタン，包装紙，段ボール外装
  若葉マーク，双葉マーク，工事現場の警告板など

あらゆる植物が対象となっている。イネ，ムギ，サツマイモ，ダイズ，トウモロコシなどは一般に作物，工芸作物と呼ばれるが，園芸的な見方で栽培されるときには，園芸植物として扱う。

　かつては，人の世話がなければ生き残れないほど栽培化された植物を作物といい，園芸の場で取り扱われる作物を園芸作物と称した。しかし最近では，野生植物が主として観賞の対象あるいは景観造成の素材として数多く取り上げられるようになったために，園芸作物よりも園芸植物という名称を使うこ

とが多くなってきた。

　これらの植物の栽培や利用は，単に食用や観賞用，さらには薬用，工芸用としてのみならず，さまざまな行事やシンボルとしての利用まで実にさまざまで，かつ，きわめて身近な存在である。それらの事例を表1-2にまとめてみた。

　植物とのかかわりは，まず実際の植物にかかわる場合と，実物ではなくシンボルとしてかかわる場合とに分けられる。

　まず前者では，植物にかかわる活動とそのかかわる場があり，その生産物がある。私たちの生活では，これらをさまざまな場面で使用したり，その行事の対象としたりする。

　後者では，実物ではなく，植物の名前が意味を伝えたり，記号として使われるほか，デザインやマークとしてさまざまな場面に用いられる。

　これらをみると，日常生活のなかで植物とかかわりのない場あるいは時は考えられないことを実感できよう。しかし，あまりにも日常的で身近であるがゆえに，そのことを考えてみたこともなかったという人が多いのではなかろうか。

4. 園芸（ガーデニング）ならびにその生産物である植物の効用

　私たちは園芸あるいはその生産物を通していろいろな恩恵をうけている。いいかえれば，それらは私たちに多くの効用をもたらす。これらの効用のまとめ方はさまざまであるが，ここでは次の八つに整理した。

　① 生産的効用

　野菜や果物，薬草や嗜好品の生産は，昔から重要でもっとも分かりやすい園芸の目的であった。現在でも，多くの市民が菜園や市民農園で野菜や花を栽培し（表1-3），鉢やプランターなどの容器を利用して身近に多くの花やハーブなどを栽培している（写真1-1）。

　実際，手入れをしている植物が花を咲かせ，果実が実ること，すなわち，努力の成果が生産物という形になることはうれしい。できた野菜や果物を収

表1-3　日本の市民農園で栽培されている植物（いずれかの都市で20％以上）

植物名	札幌	東京	名古屋	鹿児島
トマト	＋＋＋＋＋	＋＋＋＋＋	＋＋＋＋＋	＋＋＋＋＋
ナス	＋＋＋＋＋	＋＋＋＋	＋＋＋＋＋	＋＋＋＋＋
ピーマン	＋＋＋＋＋	＋＋＋＋＋	＋＋＋＋＋	＋＋＋＋＋
オクラ	－	＋＋	＋＋＋＋	＋＋＋
キュウリ	－	＋＋＋＋	＋＋＋＋＋	＋＋＋＋
サトイモ	－	＋＋＋	＋＋＋＋＋	＋＋＋＋
シソ	＋＋	＋＋＋＋	＋＋＋＋＋	＋＋＋
ネギ	＋＋	＋＋＋＋	＋＋＋＋＋	＋＋＋
ニガウリ	－	＋＋	＋＋	＋＋＋
インゲン	＋＋＋＋	＋＋＋	＋＋	＋＋＋
ジャガイモ	＋＋＋＋＋	－	－	－
ダイコン	＋＋＋＋＋	＋	＋	＋＋＋
ダイズ	＋＋＋＋＋	＋＋	＋＋	＋
トウモロコシ	＋＋＋＋＋	＋	＋＋＋	＋＋＋＋
ニンジン	＋＋＋＋	＋	＋	＋＋
レタス	＋＋＋＋	＋＋	＋＋	＋＋
キク	－	＋＋＋＋	＋	＋
ササゲ	－	－	＋＋＋	－
サツマイモ	－	－	＋＋＋	＋＋＋
ニラ	－	＋＋＋	－	＋
モロヘイヤ	－	＋＋＋	＋＋＋	＋

栽培頻度（％）＝100×栽培区画数/調査区画数
－：0～4未満，＋：4～10未満，＋＋：10～20未満，＋＋＋：20～30未満，
＋＋＋＋：30～50未満，＋＋＋＋＋：50～97.4
（松尾ら，2000より抜粋）

種したり，飲食すること，それらを売ってお金が手に入ること，花とみどりが花壇，庭，公園をきれいにすること，それらを観賞することなどによって，園芸への関心はさらに高まる．

最近では，生活習慣病という新語にも代表されるように，健康への関心が高まり，「医食同源」あるいは「薬食同源」という言葉も繰り返し喧伝され，身体の健康に対する食べものの重要性が注目されている．たとえば，ガン予防，血管障害の予防などに果たす野菜や果物の効果などがあげられる．

自家菜園やプランターでそれらを自分で栽培すれば，身体を動かして筋肉

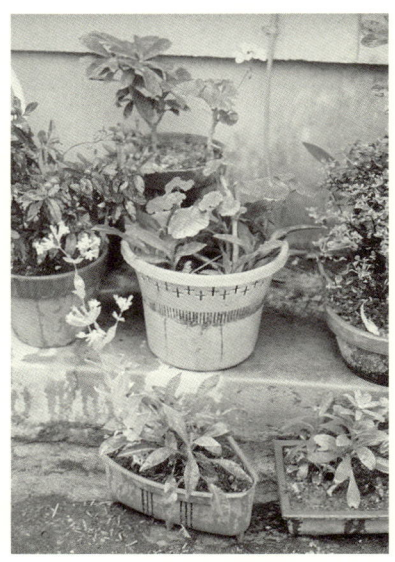 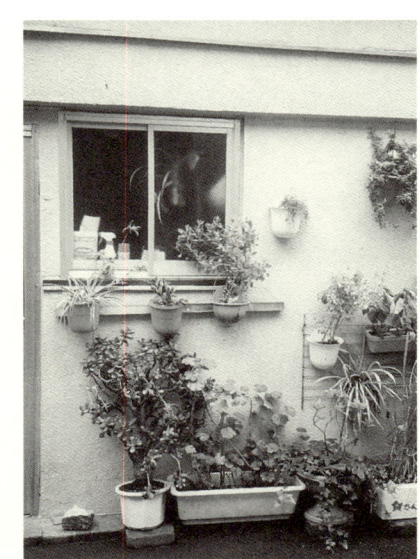

写真1-1 さまざまな容器に植えられた植物

を使うことになるし，ストレスを発散できる。できたての新鮮で栄養豊富な野菜を味わえば，農薬汚染を気にかける必要は少ないし，運動機能的にも，心理的にもそして栄養的にも健康に貢献することはいうまでもない。

② 経済的効用

野菜，花，果物，薬草，嗜好品を生産し，それらを販売して生活費を稼ぐことは昔から農家の目的でもあった。そして，非農家である一般市民も家庭園芸の場で野菜や花を生産すれば，それだけお金を出して買う分は少なくなる。とはいっても，その野菜や花が店で買うものより安いものになるかどうかは疑問である。

自分の庭に植えれば，わざわざ銭を払って買わなくても，手製の薬草を活用し，ハーブをたのしむこともできる。余った花や野菜を売って小遣い銭が手に入るのは，とくに高齢者や主婦にとってはたのしみの一つであるし（写真1-2），子どもにはお金の大切さや労働の価値を学ばせることにもなる。庭の手入れが届いていれば，不動産価値は高くなる（Weyerhaeuser, 1986）。

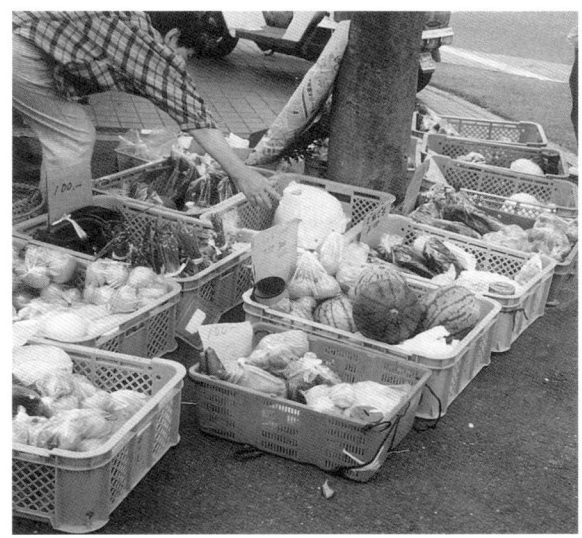

写真 1-2 野菜を朝市でさばいて小遣い銭を稼ぐのもたのしみの一つである（長崎県小値賀町にて，2001年7月）.

　ホテルの宿泊に対する植物の効果を調べた報告によると，植物の見える部屋はいつもいっぱいなのに，見えない部屋には空きが多い。その結果をまとめると，植物の維持管理に 100 万ドルかかったが，収入は 700 万ドルになったというのである (Evans and Malone, 1992)。

　オランダでは，公園の一部がフォルクスタイン（市民農園）として貸し出される。もちろん，貸料は安い。その市民農園を「借りた市民が管理するので自治体はその費用を負担しないですむ」し，「市民農園主は，自治体に代わって自分が公園・緑地を管理しているという誇りをもっているのだ」と聞かされた。

　このような市民の園芸活動が生み出す，新鮮で栄養豊富な健康によい野菜を安心して食べられる，農薬汚染を気にしないですむなどの心理的効果は大きい。また，これらを喜んで利用してくれる家族などがいることから生まれてくる励みという精神的効果はなにものにも代えがたい。この精神的に健康

表1-4 花を見たときの感情の変化

花の種類	気持ちが高まる	気持ちが静まる，安らぐ	無記入（変化なし）
バラ	151	12	150
ヒマワリ	108	11	194
カトレヤ	67	15	231
グラジオラス	33	24	256
サクラ	95	97	121
テッポウユリ	32	35	246
コスモス	19	139	155
小ギク	9	76	228
カスミソウ	13	145	155
スミレ	4	153	153

（今西・米沢，1989より改変）

な日々の積み重ねが心身の癒しやその健康回復・増進などにつながり，医療機関の世話になる必要がなくなるなどの形で間接的に経済的効果を生み出している点も見逃せない。

③　心理的・生理的効用

　花やみどりを見たときに不安や緊張がほぐれて気持ちが静まることはよく話題になるし，経験するところでもある。もちろん，気分高揚に働くことも知られている（表1-4）。

　これらは五感を通して植物などにかかわるときに意識しないうちに起こる本能的欲求の充足といえる。アメリカではPassive experience（受動体験）と呼ばれるこの種の体験，すなわち，五感を通しての植物とのかかわりが，心の安定や癒し，自然治癒力の増強をうながし，これが健康の回復や維持・増進に役立つことが知られている。日本でも近藤ら（1977）は緑の質と量が疲労回復に影響することを示した（図1-3）。これらの成果は，主に造園や都市計画分野における花とみどりの景観整備の基本理念となってきた。

　実際，アメリカでは窓から外の植物が見える部屋の受刑者は見えない部屋の受刑者に比べて医者にかかる回数が少ないこと，歯科医院の患者は植物があると痛みの感じ方が少ないこと（Relfら，1992），道路沿いの植物はドラ

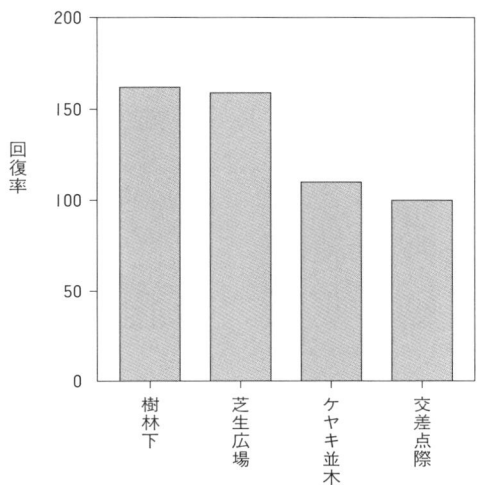

図1-3 疲労回復に及ぼす緑の質,量の影響
(近藤ら,1977により作図)

イバーの緊張を和らげること (Ulrich ら,1998) などが報告されている。

このような植物による心身の癒しや心の安定作用は,人類が緑の地球に住み,水と食べものと安全を求めて生きてきたことを示す歴史的遺産であると考えられている (Lewis, 1996)。

最近では,それらの心理的効果を脳波,脈拍,血圧,皮膚の電気抵抗,あるいは体内のホルモンや免疫力などの生理的反応で把握する試みが進んでいる。たとえば,植物の豊富な景観をみると,脳波のなかの α 波が増え,脈拍は少なく,血圧は下がり,皮膚の電気抵抗は大きくなるという (Ulrich, 1981)。

他方,気分が滅入り,マンションのベランダから飛び降りたい誘惑にかられていた人が,知人のすすめで植物を求め,その手入れをしているうちに,すっかり気分が落ちついて元気を取り戻したという話を聞いたことがある。また,御主人を失ったという,沖縄の離島に住む熟年のご婦人からは,次のような便りをいただいた。

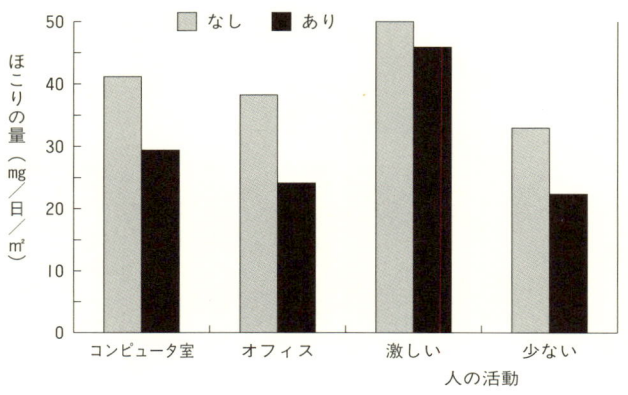

図1-4 植物の有無とほこりの量
(Lohr and Pearson-Mims, 1996により作図)

しばらくは,なにごとも手につかなかった。ふとしたきっかけで庭で植物の手入れをはじめた。しばらく続けていたら不思議にやる気が出てきて元気を回復した,というのである。

ここには,植物に五感で触れることももちろんであるが,実際に植物の手入れをすることが心理的に大きな癒しの効果をもたらすことが示されている。これほど顕著ではないが,園芸をやっていると,もやもやがはれる,ストレスが解消される,気分転換になるという経験は多くの人がもっている。

④ 環境的効用

植物は都市温暖化現象を抑制したり(吉越,2001),室内に湿りを与える(Lohr, 1992)など,温度や湿度の変化を緩和するだけでなく,防火,防音,防風,遮光の役割を果たす。酸素や人間の健康に有効なフィトンチッドの放出,大気汚染物質の吸収あるいは吸着というような形で空気を浄化し,土壌保全をはかり水資源を涵養するなど,私たちの物理的環境を住みよいものにしてくれる。

とくに最近では,シックハウス症候群と呼ばれる室内の空気汚染が問題となっているが,植物が汚染の原因となっている化学物質を減らすこと(Wolvertonら,1989:Woodら,1999)や,同様に植物が室内のほこりの量

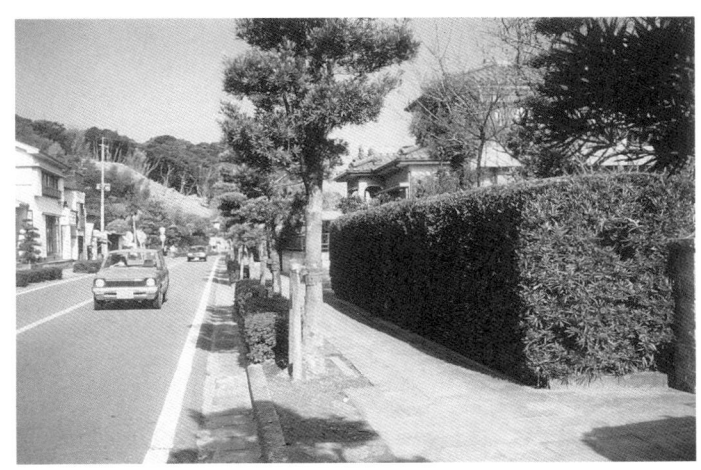

写真1-3　生け垣は景観上から注目されることが多いが，防火，防風，防音，遮光，土壌保全などのほか，プライバシーを守るうえでも大きな役割を果たす（鹿児島県加世田市にて）．

を減らすことも明らかになっている（図1-4）。さらに植物は小動物や微生物の生息環境を提供するなどの役割をももっている。

また，これらの植物を中心とする生態系は心理的な癒しをもたらす環境を作り出している。たとえば，生け垣などが個人のプライバシーを守る役割も見逃せない（写真1-3）。これらの植物が庭や室内など身近な環境を彩り，その花やみどりがときには心の安らぎや落ちつきをもたらし，またあるときにはその高揚を促す（表1-4）。

このような環境を作り出すことに自分がかかわったという喜びを感じさせ，その環境を享受してくれる人がいるときの励みは，植物とのかかわりをより積極的なものにしてくれる。

⑤　社会的効用

待合室の植物は患者の気持ちをほぐすだけでなく，それを話題にすることによって医師と患者との意思の疎通ができ，診察が容易になる，とある内科医は話していた。市民農園，花壇，庭，鉢植えの花や野菜などの生産物を介して，あるいは共同作業による花壇，公園，街路樹の手入れを通して，家族，

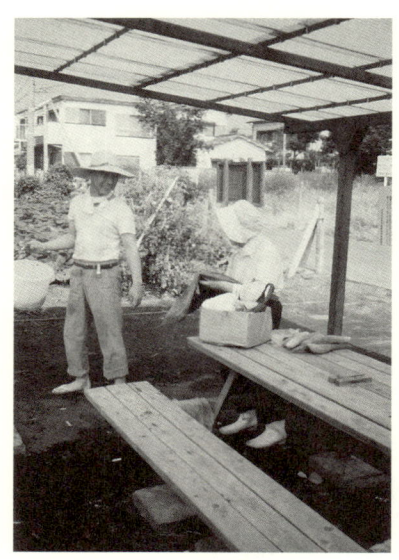

写真1-4 園芸活動の場はコミュニケーションの場でもある（東京の区民農園にて）.

隣近所，あるいは，はじめて顔をあわせた人との交流がはじまることは多くの人が体験したことであろう。これらの産物や体験の共有あるいは同じ場に居合わせることが，共通の話題を提供し，交流のきっかけとなり（写真1-4），さらには，共通の価値観を養う役割も果たす。

たとえば，花や野菜，果物などの産物を介して，あるいは，活動の場に居合わせてはじまった会話が，家庭内や地域内の人間関係を円滑にし，見知らぬ人とのコミュニケーションをも容易にする。共同作業では仕事の分担と責任の所在を学ぶこともできる。

これらを通して，コミュニティの人間関係が円滑になり，地域の景観が整備されると，地域に対する外部の評価も高くなる。これによって，地域の人たち自身が誇りをもつようになり連帯感が生まれ，地域社会の形成が促される。町内でもあるブロックには鉢物の花が多いという事例は，そこの住民が花づくりを通じてお互いに交流し，張り合いながら生き生きと暮らしていることを示している。

第2次世界大戦後に起こったドイツの「わが村は美しく」運動は，農村の復興と地域社会の形成を促し，急速に全土に広がった（Bernadotte，1990）。そして，ヨーロッパ中の集落に影響を及ぼし，オランダなどでは家の前の高い塀を取り除き，散歩しても，みるからにたのしい開放的な前庭の景観をつくりだすことに貢献したと考えられる（松尾，1992）。

⑥ 教育的効用

植物あるいはその取り扱いを通して子どもなどに生活，文化，思想を伝えることができる。食べられる植物や毒をもった植物，植物の利用の仕方，植

物を使った遊びなど，日常生活のなかで知らず識らずのうちに親や先輩たちから学んできた。植物に関することわざやたとえなどを通して，美観や処世観，道徳観などを培（つちか）ってきた。実際，いまでも多くの人が自分の子どもには「温室育ち」あるいは「もやし」のようにひ弱ではなく，「雑草のようにたくましい」子どもであって欲しいと期待する。「竹のようにまっすぐに伸びて欲しい」と子どもに期待し，「竹を割ったような性格」が賞賛されることもある（写真1-5）。

植物に五感を通して触れることは，感性を磨き，情操を豊かにする。新緑や紅葉にみられる微妙な色合いの違いはそれを目にしてはじめて味わえるも

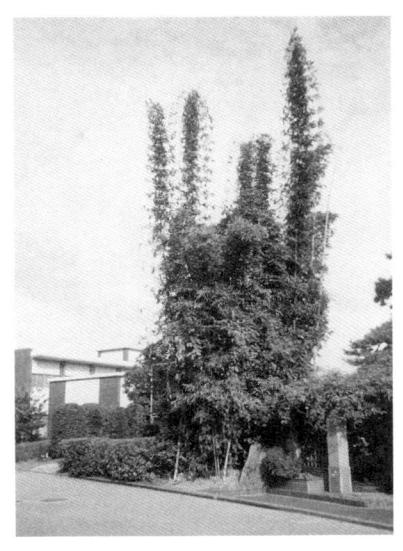

写真1-5　「竹のように真っ直ぐに成長する」，「竹を割ったような性格」といわれるように，さまざまな価値観が植物を通して伝えられる．

のであり，葉や花びらの硬軟の違いは触れた感覚の微妙な違いを感じ取る能力を養うことにつながる。香道にみられるように，香りを嗅ぐことによって嗅覚は洗練されるし，味覚はいろいろなものを味わうことによって発達する。風にそよぐ庭の木々の葉ずれの音も，耳を傾けていれば，四季折々の樹木の状態や風の向きによってさまざまに変化することを聞き分けられるようになる。

公的教育の場にあっては，従来から花や野菜の栽培が情操教育あるいは理科教育・生物教育の一環として教育の場で取り上げられてきたことはよく知られている。このほかにも，社会，国語，音楽，算数などの教育のなかに取り入れられてきたこともある。そして最近では，環境教育あるいは自然教育，さらに感性教育という観点からも注目されている。

アメリカでは，科学教育振興の一環として園芸活動を重視した，児童・生

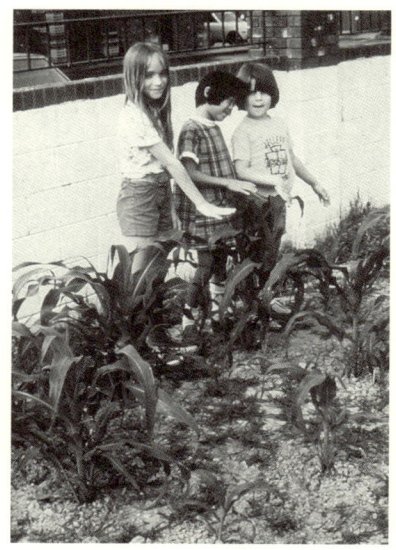

写真1-6 ほら，こんなに大きくなったよ！（米国の子ども農園，レルフ教授撮影）

徒の教育が行われている（写真1-6）。日本においては，2002年の学習指導要領の改訂にともなって設けられる総合的な学習の時間に取り入れようとする試みもはじまっている。

しかしながら，園芸活動の教育的役割として，他の多くの活動では得られない特筆すべきものは，「育てる」ことを学び・教えうることであろう。筆者はこれを「農芸教育」と呼んで，その重要性を訴えてきた（松尾，1986，1990a，b，1995）。これは，私たちが人間として生きるうえで不可欠の行動であると考えるからである。これについては，後で詳細にふれる。

⑦　身体的効用

農薬汚染のない，新鮮で栄養豊かな，かつ，体に対するさまざまな生理的機能をもつ野菜や果物を食べることができるという食品としての機能（栄養，嗜好，疾病予防）と，運動不足を補う，運動機能の回復をはかる，脳や筋肉の廃用性萎縮を抑える，あるいは体調を整えるという運動機能学的側面とがある。

まず前者に関して最近では，「健康は食にあり」という言葉で，生活習慣病の予防キャンペーンが大々的に展開されている。食物としての野菜，果物の価値は，副食であること，そして，エネルギー源としてよりも，機能性食品として重要な点にある。

最近では，店頭の完熟野菜，完熟果物が人気を呼んでいるが，自分の庭や畑，果樹園で十分成熟するまで実った野菜や果物には，見た目でも，味のうえでもかなわない。自分の目でそれを確かめられる新鮮さだけでなく，安全性についてもしかり。見た目のきれいな店頭の野菜や果物がどれだけ多くの

表1-5 園芸作業と日常行動の運動強度

園芸作業の種類	運動強度(%)	日常行動の種類	運動強度(%)
鍬による土起こし	79〜98	ジョギング	91〜100
鋸で木を切断	77〜82	階段の昇降	79〜91
手で大きな草を除去	65〜79	速歩	56〜78
両手のバケツで水運び	68〜72	雑巾がけ	59〜68
鍬で除草	58〜71	布団上げ	51〜66
土入りプランターの処分	41〜69	散歩	50〜59
鍬で整地	56〜66	ゆっくりした歩行	41〜56
一輪車で砂運び	61〜65	食事	27〜32
中位の草取り	43〜63	ドライブ	14〜32
5寸鉢移動	32〜58	台所仕事	32
空の一輪車運び	53〜56	原稿校閲	11〜29
しゃがんで草取り	32〜54	ショッピング	28
じょろで水かけ	33〜48	バスで移動	24〜27
球根植え	27〜46	読書	16〜27
種まき	23〜46	ワープロ操作	16〜26
実験植物の調査	33〜43	花を見つめる	17
ホースで水かけ	28〜34	瞑想	13
手で球根を掘り上げ	30〜33		

(松尾ら,1997)

農薬を使ってできたかを,自分で栽培した人はまず疑問に思う。無農薬栽培を試みても,虫食いのない店の商品に匹敵するものをつくりだすのはきわめて難しいことを知っているからである。

後者に関して,筆者ら(1997)が各種園芸作業の運動強度を測ってみたところ,三つ又鍬による土起こし作業のように運動強度の大きいものから,球根の掘り上げのように小さいものまでさまざまであった(表1-5)。

運動強度の大きな,鍬での土起こし作業を続けると,背筋力が強化されたが,やめると約2ヵ月で元に戻った(図1-5)。

また,骨の強化には運動が欠かせないといわれるが,安川ら(1999)は,屋外での園芸作業をした高齢者の骨密度が増加することを報告した。

しかし,全般的にみると,園芸作業は運動強度の点では,健康法としてすすめられている速足での散歩のそれよりも小さいものが多い。このことは,

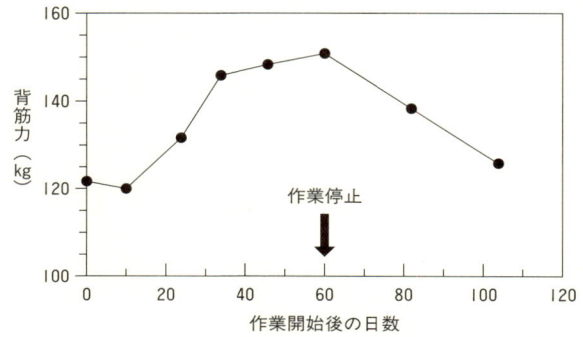

図1-5 三つ又鍬耕起による背筋力の強化と作業停止後の衰退

スポーツにかかわる運動機能の強化の役割よりも，運動強度の小さい作業の実施によって廃用性萎縮を予防するという点で期待されること，体力のない人（高齢者，子ども，病み上がりの人など）もその体力に応じて取り組めることを示している。つまり，園芸をたのしみながら体や脳を働かせることによって，なんらかの障害をもつ人に対してはリハビリテーションになることはもちろんであるが，一般の人にとっても体調を整えるうえで有効であること，さらに高齢者にとっては心理的，社会的，精神的効用などと相まって心身の健康を維持し，老化の進行を遅らせ，ボケを防止するなどの効果が期待されるのである。

身体的効用が単に栄養と運動面からくるだけでなく，心理的，経済的，社会的，教育的な効用ともかかわることはいろいろな事例で知られている。たとえば，高齢者福祉施設などでよく耳にするのは，園芸活動をはじめたところ，農業の経験者が元気になることが多いという話である。昔取った杵柄（きねづか）を思い出して活動に関心がでてくるとともに，未熟な介護者や未経験の仲間に手ほどきすることによって，自信が生まれ，積極的になり，仲間ができて，リハビリテーション活動もすすむというのだ。

植物が目に触れることで生まれる心理的効果が健康快復に大きく影響することを示したUlrichの報告（1984）はアメリカの医療関係者に大センセーションを起こした。彼によると，胆囊（たんのう）手術後の入院患者を調べたところ，窓

第1章　園芸療法と園芸福祉

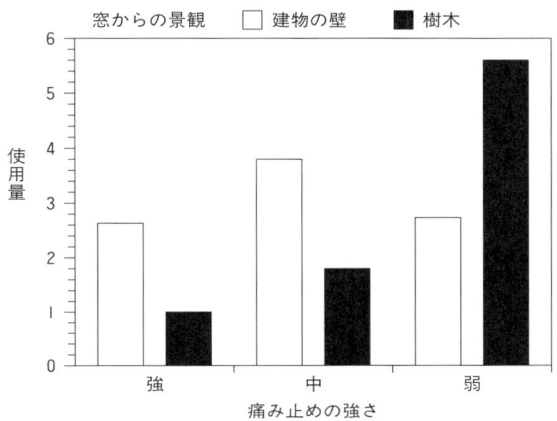

図1-6 窓からの景観が痛み止めの使用に及ぼす影響
（Ulrich, 1984により作図）

表1-6 ベッドから建物の壁または樹木の見える患者の術後経過

項　　目	壁	樹　木
退院までの日数	多い	少ない
患者に関する　　＋	あまり差がない	
看護婦のコメント　－	多い	少ない
鎮痛剤の投与回数	術後2～5日に差がある	（図1-6参照）
安定剤の投与回数	ほとんど同じ	
併発症	多い	少ない

（Ulrich, 1984により作成）

から植物が見える患者は建物の壁しか見えない患者に比べて，痛みの訴え（図1-6）や不定愁訴が少なく，退院も早かった（表1-6）。

これらにみられる教育的効用，社会的効用，心理的効用などがさまざまに作用しあって，身体の状況改善につながっているのである。

⑧　人間的・精神的効用

植物を栽培していて好奇心がわいてくると，関心が強まり，注意力が養われ，観察眼が鋭くなる。感情も豊かになる。うまく栽培して達成の喜びを味わい，これによって自信を取り戻したり，自信を強めることができるととも

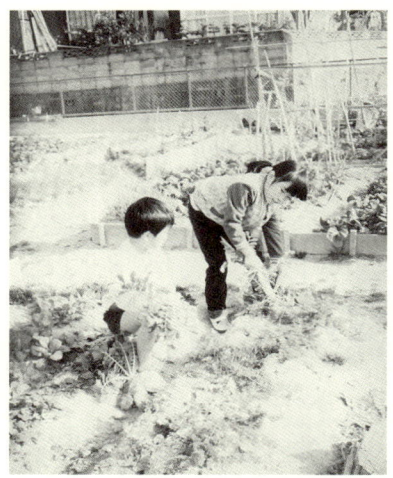

写真 1-7 自分で栽培してできた野菜の収穫はなににもましてたのしい．

に，自己評価も高まる（写真 1-7）。

生長に時間のかかる植物とのつきあいで待つことができるようになり，忍耐力が養われ，フラストレーションにも耐えられるようになる。自分が世話をしないと枯れてしまうというわけで責任感をもつようになることも知られている。アメリカの女性刑務所では，このようなことをねらいとして園芸が取り入れられている（松尾，1996）。

できた野菜や花を食べた人，もらった人，見た人が喜んでくれることによって，自分の行為が他人とつながっていること，つまり，この社会に自分の存在意義があったことを知ることができ，よりよく栽培しようという意欲がわいてくる。いわゆる働きがいや生きがいを感じる。このように，創造的行動によって自信ができ，社会との連携を認識できるようになる。これらは，園芸を通して私たちが人間的に成長していることを示すものである。

　以上に述べた諸効用や役割は，単純に分けられるものではない。お互いに相乗的に作用しながら，園芸活動をより一層たのしい，活動しがいのあるものとしている。たとえば，経済的効用，環境的効用は，一見したところ心身の健康とは無関係にみえるが，決してそうではない。

　実際，余剰品を売ってなにがしかの小遣い銭が手に入るのはうれしい。この快感は間接的ではあるが，精神衛生的に心身にプラスの効果をもたらそう。また，よりよい環境の創出はそれを作り出した喜びにとどまらず，そこに住むその人自身に心身ともに健康に生きられるという恩恵を与えることになる。

5. 園芸の効用を幸福のために活かす―園芸福祉と園芸療法―

　以上に述べたような園芸の効用のなかで，これまでは経済的効用が異常ともいえるほどに大きく取り上げられてきた。しかし私たち人間の幸福には金では買えない側面が多い。このような人間の幸福（治療やリハビリテーションを含めた心身の健康，人間的成長などを含めた生活の質 QOL の向上）を増進するために，園芸のもつ諸効用を活用しようというのが「園芸福祉」（Horticultural Well-being）の考え方である（松尾，1998；Matsuo，1999）。もちろん，すべての市民が対象であり，その取り扱う範囲には，個人的なことだけでなく，グループあるいは地域社会などの問題も含まれる。

　前述のように，園芸福祉はすべての市民が園芸を通してその効用を享受し，より幸福に生きることをねらいとする。ところが，市民のなかには，心身になんらかの不都合をもつために自分だけでは自由には園芸をできないので，その効用を享受するには誰かの支援が必要な人もいる。このような市民が，専門家の支援によって園芸の効用を享受し，より幸福になれるようにしようとする手続きが，「園芸療法」（Horticultural Therapy）である（表 1-7，8）。つまり，対象者は心身になんらかの不都合をもつ市民である。もちろんそのなかには，心身の機能が衰えてきた高齢者も含まれる。なんらかの意味で病んでいるといわれる現代社会では，非対象者よりも対象者の方が多数派であるかもしれないことも念頭にいれておかねばならない。

　これらの市民が園芸を実践するために技術的に手助けするだけならば，一般の園芸家でもできよう。しかし，心身に不都合をもつ人を対象とする場合には，その事実を理解したうえで，その人のなにを，どう改善するのか，そのためには園芸のどのような活動がもっとも適切かを判断し，場合によっては被対象者にあわせた工夫をこらして実践する能力をもった人でなければ，その対象者の状態に応じた支援は難しい（表 1-8）。

　このような能力（知識と技術と実行力）をもった専門家が園芸療法士（Horticultural Therapist）である。当然のことながら，彼らには園芸と人間

表1-7 園芸福祉と園芸療法

名　称	対　象　者	専門家のかかわり	具体的な内容・目的
園芸福祉	すべての市民	必ずしも必要ではない	余暇活動，健康法，交流，地域づくりや活性化，生きがい，人間的成長
園芸療法	なんらかの心身の不都合で自分では自由に園芸をできない人	必要 (園芸療法士)	治療，リハビリ，心身の健康（社会性；仲間づくりを含む），生きがい，人間的成長

(松尾, 2000)

表1-8 園芸療法とは

1) 高度な知識をもち，訓練を受けた専門家（園芸療法士）が，
2) 医療や福祉上の働きかけを必要とする対象者に対して，
3) その性格を把握したうえで，
4) 目標となる症状を理解し，
5) その治療，改善，または改良のための媒体として，
6) 園芸（ガーデニング）（植物の栽培，手入れとそれにかかわる活動およびその過程であるいは自らかかわった結果として得られた産物の鑑賞や加工，利用など）を用い，
7) その過程と成果を記録，評価しつつ，
8) 次の手続きを選択しながらゴールに向かって進める一連の手続きである．

(松尾, 1998)

に関する高度の知識と専門的トレーニングが求められる。いいかえると，園芸療法とは，園芸福祉のなかでも，きわめて専門化した領域であり，その道の専門家の支援なしには実践が難しい。したがって，園芸療法にかかわる人は，その専門性を園芸福祉という領域のなかできちんと位置づけしておかねばならない。

　すなわち，すべての人が園芸の恩恵をうけているが，そのなかでも，対象となる人たちは，自分ひとりで自由には園芸をできないので，専門家の支援を要する。もちろん，主役はあくまでも対象となる人たちであるという視点である。なぜなら，支援者と被対象者が同レベルではないので，上下関係になりがちだからである。

　ともあれ，園芸福祉と園芸療法との関係を，わかりやすく別のたとえで表現すると，「船大工は家を作れるが，家大工は船を作れない」ということわ

第1章 園芸療法と園芸福祉

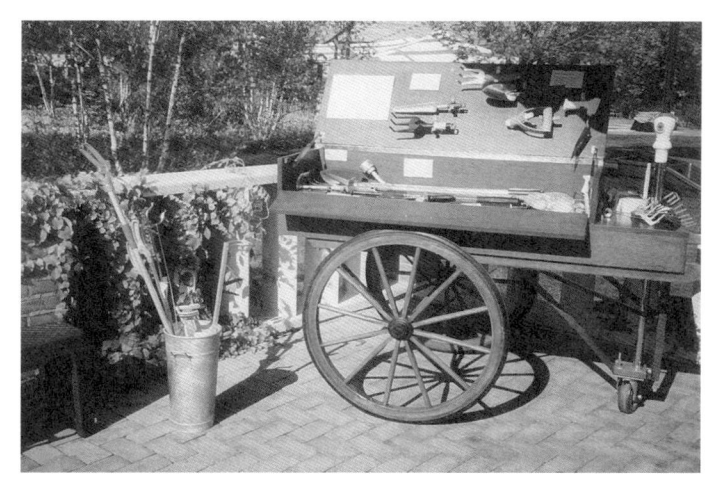

写真1-8 園芸療法の場で使うために工夫された用具
（米国イリノイ州シカゴ植物園，2000年7月）

ざがもっとも適切であろう。すなわち，園芸療法士は園芸福祉にかかわる能力をもち，そこで働くこともできようが，園芸福祉を学んだ人が園芸療法にかかわれるとは限らないのである。それだけ園芸療法士には高度の知識と専門的技術が求められるのである。

6. 園芸療法と植物療法との関係

　植物を見るだけでも癒されるから，庭の植物を見せるのも園芸療法だという見方がある。見ることも植物とのかかわり方の一つではあるが，園芸の本質は「育てる」ことにある。これを考えると，公園や庭の植物を見せ，買った花を使って，療法として役立てようとする試みは，植物にかかわっている点では同じであるが，そのかかわり方に違いがあるので，園芸療法にはあたらないことが理解できよう。
　実際，フラワーアレンジメント，ポプリやブーケ作り，押し花などを扱う園芸療法にも芸術療法的な側面がみられることは事実である。だからといって，園芸療法を模索しながら試行している人が「『(フラワーアレンジメント

表1-9 生きものを媒体とするさまざまな療法と活動

上位概念	⟷	下位概念
生きもの療法 (Biotherapy)	植物療法 (Plant Therapy)	芳香療法（Aroma Therapy）（香草を用いる場合） 花療法 フラワーセラピー 園芸療法（Horticultural Therapy） 薬草療法（Phytotherapy） 芸術療法の一つとして，生け花，押し花，花絵，庭づくりなどの活動がある
	動物療法 (Animal Therapy)	乗馬療法（Hippotherapy） ペット療法（Pet Therapy） 馬療法（Horse Therapy） 動物療法（狭義の Animal Therapy） 動物介在療法（Animal Assisted Therapy）

(松尾, 1998)

も，花を使ったクラフトも芸術だから）園芸は，音楽，絵画とともに芸術療法の柱である。芸術療法の勉強をしては……』という主旨の助言を受けて，(園芸療法を試みることに）自信がなくなった」というようなことになっては問題である。

　なぜなら，園芸にも芸術的側面はあるが，園芸は芸術そのものではないからである。園芸を芸術の一つととらえる見方は園芸の本質を見失ったものであることを，ここで指摘しておきたい。

　この点を明らかにするために，園芸と植物を用いた療法について，今少しくわしくみておきたい。

　一般に療法の媒体としてなにを用いるかによって療法の名称が表現される場合が多い（松尾，1998）。これにしたがえば，媒体として植物を用いれば植物療法（Plant Therapy），動物を用いれば動物療法（Animal Therapy）であり，いずれも生きものをもちいるという観点からは，生きもの療法（Biotherapy）ということができる（表1-9）。

　植物を媒体とする療法には，現在までのところ，園芸療法のほかに花療法，フラワーセラピー，香草療法（植物を用いたアロマテラピー），薬草療法な

表 1-10　植物を媒体としたさまざまな療法

植物療法：植物を媒体として利用する療法
1. 園芸療法：植物の生長にかかわる育てる行動（動作体験×感覚体験）の効果を活用する
2. 植物介在療法：植物の生長にかかわらない猟る行動（主に感覚体験または動作体験）の効果を活用する
    (1) 植物受容療法（植物感受療法，植物感応療法）
        主として五感による狩る行為（感覚体験）の効果を活用する：香草療法，花療法，薬草療法，触覚や聴覚を活用することもあり得る
    (2) 植物工芸療法（植物技芸療法，植物芸術療法）
        植物を用いてなにかを造る行為（主として動作体験）の効果を活用する：フラワーデザイン，生け花，ポプリ制作，押し花，花絵，ブーケ制作，草木染，籐工芸，木工，料理など

注：現在行われているフラワーセラピーは，主に(1)と(2)の性格をもっているようであるが，自分で育てた花を療法的に用いる場合には園芸療法とみなすことができる．

どが使われている。しかしながら，植物へのかかわり方，すなわち，植物の生長にかかわるか否かという点から療法としての活用を考えると，大きく二つに分けられる。これは，後で述べる人間の行動類型，「育てる」行動と「猟る」行動とも対応する。

まずは，植物の生長にかかわる植物の手入れや世話（「育てる」こと）の効果を活用するのが園芸療法（Horticultural Therapy）である。この過程では，植物を生長する生きものととらえ，感覚体験と動作体験との相互作用でこれにかかわる。これが育てる行動であり，感覚体験と動作体験とは表裏一体の関係にあり，分割してそれぞれを単独に取り上げることは難しい。

次は，植物の生長にかかわらない行動の効果を利用する療法である。この療法では，人間の行動類型のうち，「猟る」行動を基本とする。つまり，植物を「もの」としてとらえ，それを手に入れる「狩る」行為や，手に入れたものに手を加える「造る」行為が基本である。このような特徴からいえば，植物を「育てる」効用を活用した「園芸療法」に対比して，「植物介在療法」（Plant Assisted Therapy）と呼ぶのがふさわしい（表 1-10）。「動物介在療法」（Animal Assisted Therapy）のように，「もの」としての植物を媒体として被対象者と治療者あるいは支援者との間に介在させることによって被対象

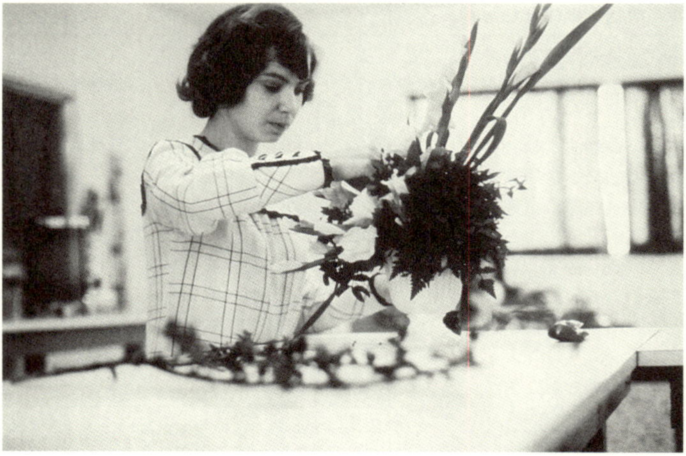

写真1-9 生け花が芸術療法となるか芸術療法的性格をもった園芸療法となるかは,その素材をどのようにして得たかで決まる(レルフ教授撮影).

者の心的状態を表現させることができるからである。

　この植物介在療法は,植物の成分や美的な要素を五感でとらえる「狩る」行為の効果を活用する療法と,狩った素材を用いて別のものに変える「造る」行為の効果を活用する療法とに細分される。

　前者は,人間の「猟る」行動のなかでも「狩る」行為,とくに五感で植物にかかわる感覚体験が基本となるものであり,「植物受容療法」,「植物感受療法」,「植物感応療法」などと呼べるのではなかろうか。薬草療法,花療法,香草療法などがこれに含まれる。

　これに対して後者は,素材(もの)としての植物に手を加えるという動作体験とそれを主に目で(場合によっては舌でも)味わう感覚体験が基本となる。生け花,フラワーアレンジメント,ブーケやポプリの制作,花絵,押し花,草木染め,籐工芸,木工,料理など,芸術的性格を有する活動が多い。これを直截的に表現すれば,「植物工芸療法」,「植物技芸療法」,あるいは「植物芸術療法」と呼ぶことができよう。

　これらの活動は芸術療法で取り上げられやすい。また園芸療法のなかでも

第1章 園芸療法と園芸福祉　　29

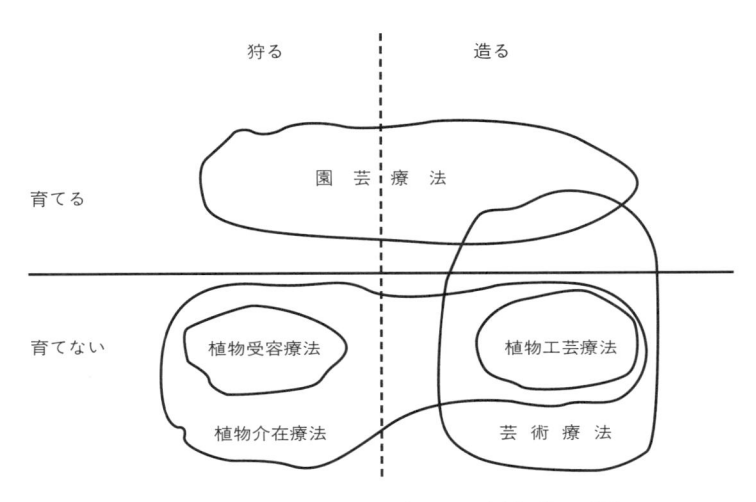

```
          狩る         造る
          
          ┌─────────────┐
育てる    │   園 芸 療 法   │
          └─────────────┘
─────────────┼─────────────
          ┌──────┐  ┌──────┐
育てない  │植物受容│  │植物工芸│
          │ 療法  │  │ 療法  │
          └──────┘  └──────┘
          植物介在療法    芸 術 療 法
```

図1-7　植物とのかかわり方とそれを活用した療法

重要な部分であるかのようにとらえてきた人も多い。しかし，あくまでも園芸活動の一環であって，それ自体は園芸ではない。したがって，育てる活動から切り離された，これらの活動を取り上げた療法は芸術療法ではあっても，園芸療法ではない。

　逆にいえば，自分で育てた植物を工芸的に活用する場合には園芸療法である。園芸療法も，植物介在療法もその工芸的活動をとらえて表現すれば，芸術療法といえる。

　要するに，植物を育てることと自分で育てたその植物を活用した療法は「園芸療法」であり，それ以外の植物を利用した療法は「植物介在療法」である。後者は狩ることの効用を利用した「植物受容療法」と，造ることの効用を利用した「植物工芸療法」に区分できる。植物工芸療法は明らかに「芸術療法」の分野に属するが，園芸療法は工芸的活動を療法として活用する点では芸術療法とみなしうる部分を含んでいるのである（図1-7）。

　同様な見方でいえば，香草療法，花療法，フラワーセラピー，薬草療法などにあっても，植物を直接育てたうえで，それらの産物を受容的，工芸的に療法として活用するのであれば，園芸療法の一部であるとみなすことができ

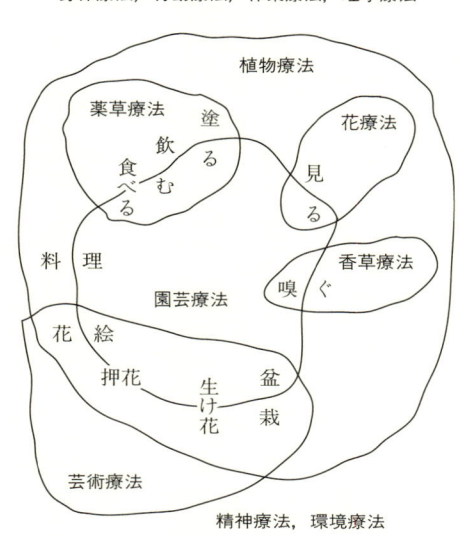

身体療法，行動療法，作業療法，理学療法

植物療法
薬草療法　塗る　飲む　食べる
花療法　見る
料理
香草療法　嗅ぐ
園芸療法
花　絵
押花　生け花　盆栽
芸術療法

精神療法，環境療法

図1-8 園芸療法のもつさまざまな療法的性格
（松尾，2000を一部改変）

よう（図1-8）。

　このようなことを考えてみると，園芸療法は芸術療法の一つだとみなす人も，それを聞いて自信喪失する人も，園芸の本質を理解しているとはいえないのではなかろうか。

7. なぜ園芸で幸福の増進（QOLの向上）が期待されるのか
　　―癒しと人間らしさを求めて―

　これまで述べてきたように，園芸福祉では，園芸の効用を活用して，私たちの人間らしい幸福な暮らしを目指す。そのなかで園芸療法は，自分で自由に園芸をできない人が専門家の支援を得て，園芸の効用を享受して人間らしい幸福な暮らしを実現できるようにする手続きである。
　その園芸には，誰にも煩わされずにわれを忘れて熱中させる魔力がある。

すなわち，園芸活動はきわめて個人的な活動である。それでいて，園芸を通していつのまにか周りの人とつながりができていて，そこから励みややりがいを得ている。このようにして園芸をたのしむことが，ストレス解消，社会性の養成，廃用性萎縮の予防など心身ともに健康に過ごし，人間的に成長するうえで大きな役割を果たすことは，至るところで認められる。では，なぜこれが可能なのであろうか。

(1) 人間は社会的かつ創造的な動物である

　私たちは，「ヒト」（*Homo sapiens* L., ホモ・サピエンス）という動物であるが，自分たちを称して「人間」という。「ヒト」と「人間」とどこが違うのだろうか。

　「ヒト」としての私たちは，個体維持のためにものや情報，健康や仲間を「手に入れる」，種属維持のために子どもをヒトという種属の一員に「そだてる」という動物的（本能的）欲求をもっている（Matsuo, 1995）。そして「人間」というとき，社会性と創造性が欠かせない（松尾，1996 a, 1997）。

　① 社会的存在としての人間

　アリストテレスの言葉にも示されるように，人間は社会的な動物であり，ひとりでは生きられない存在である。このことは人間という文字にも象徴されているし，ホモ・ホミナンスというフィヒテの言葉，ヒトは「人間たちの間でのみ人間となる。およそ人間であるためには，多数の人間がいなければならない」にも示される。このように，人の間で育った私たちは，人とのかかわりをわずらわしいといいながら，ひとりでは生きられない。このことは，独房の刑があることからもうなずけよう。

　だからといって，ただ単に本能的に群がっていればよいというものではない。私たちは，自分以外の人とかかわりをもち，私たちの行動あるいはその結果がなんらかの形で周囲の人々を喜ばせ，あるいはその役に立ったとき，生きていてよかった，社会の一員として生きている価値があったということを実感する。そして，これによって自信と勇気を得，もっとよくやろう，もっとたくさんやろう，もっときれいにしよう，と意欲をもって行動できる

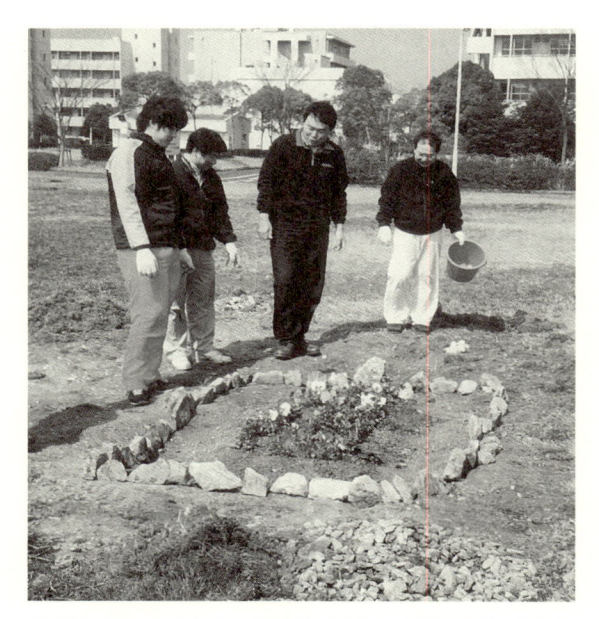

写真1-10 できた！ 石ころだらけの広場を耕してよう
やくできた小さな花壇に歓声
（福岡県春日市にて）

ようになる。

　このように，私たちは行動やものを介して他の人とつながりをもち，お互いに認め，認められることによって社会における自分の存在意義を見いだす。このとき私たちは生きがいを感じ，生き生きと生きることができる。ボランティアの神髄はそこにある。

② 創造的に生きる動物

　また，人間は創造的に生きる動物である（市川, 1970）。そして，創造的に生きるというのは，ヒトという生きものだけに備わっている創造器ともいえる独特の神経系を，存分に働かせて生きている状態だという（時実, 1974）。

　実際，私たち自身の体験からもわかるように，人からの命令あるいは指示どおりに物事を実行しても面白いという実感は湧かない。また，毎日同じ作業をしなければならないと，「退屈である」とか，「またこれをやらねばなら

ない」,「もううんざりだ」ということになる。これらは,その仕事を創造的に遂行していないところからくる。

　創造的に仕事をするというのは,自分でその意味をよく考え,どうすればいいかを探りながら,自分のもつ知識と情報収集能力を存分に発揮しかつ考えて物事をすすめてゆく状態である。したがって,たとえ仕事のきっかけは命令や指示であっても,その意味を考え,それを理解したうえでやれば,興味が湧いてきて面白くなる。

　うまくいけば「やった！」という達成感と喜びが味わえる。これくらいのことはできるのだという自信ができ,自己評価は高くなる。そうすると,ちょっと難しいことをやってみようかという意欲もでてくる。このような経験の積み重ねによって少しずつ自信は大きくなり,自己評価が高まり,意欲はさらにふくらむ。

　ここには,創造的に生き,かつ成長する人間の姿が見事に表現されている。

③　猟る行動と育てる行動

　このような,創造的に生きているあるいは行動しているとき「創造的行動」を行っていると表現できる。この創造的行動は「猟る」行動と「育てる」行動とに大別できる。

　「猟る」行動は,個体維持のために,ものや情報を「手に入れる」本能的（動物的）行動に起源をもち,ヒトに備わっている創造器を働かせて,これを創造的行動に発展させたものである（図1-9）。

欲　　求	行　動　類　型	
本能的 （動物的）	（情報を知覚する）（ものを獲得する） 手　に　入　れ　る	そだてる （はぐくむ）
ヒトから人間への進化	………………↓……………………↓……	
創造的 （人間的）	猟　　る	育てる （育む）

（Matsuo, 1992より改変）

図1-9　人間における欲求と行動類型

表1-11 人間の行動類型とその例

行動類型		具体的な例
猟る	狩る	食べる,見る,聴く,嗅ぐ,触る,集める,狩る,鑑賞する,買い物をする,情報を得る,スポーツを楽しむ
	造る	加工する,ものを作る,発想する,芸術品をつくる,文章をつくる,工夫する
育てる		子どもを育てる,後継者を養成する,植物を栽培する,動物を飼養する

(松尾,1986)

表1-12 猟る行動と育てる行動の特徴の比較

行動類型	猟る	育てる
行動の対象	生きもの,非生きもの	生きもの
対象へのかかわり方	主体的・意図的 計画的・目的的	客観的・対象まかせ 支援的・養育的
対象との接触	一時的・比較的短期間	継続的・長期間
目的達成	手っ取り早い	時間がかかる, 忍耐を要する
仕事としての生きものへのかかわり方	断片的・分業的	一体的・総合的

(松尾,1982)

これは,感覚器官を通して情報をとらえることや手足を使ってものを得る「狩る」行為と,その狩った素材や情報をもとにいろいろ組み合わせて,別の用途や機能をもつものに作りかえる「造る」行為とに細分される。その代表的な例を表1-11にあげる。

「育てる」行動は,種属保存のために子どもを「そだてる」という本能的行動に起源をもち,これを創造的行動として発展させ,すべての生きものに適用したものである(図1-9)。子どもを育てる,植物を栽培する,動物を飼養する,後継者を養成するなどが身近な例としてあげられる。

その「猟る」行動と「育てる」行動との主な違いを示したのが表1-12である。

まず猟る行動では，生きものも非生きものも対象となる。しかし育てる行動では，対象となるのは生きものである。その対象に対して，猟る場合には，私たちは意図的，主体的，目的的にかかわる。すなわち，自分の意志によって意図するように物事を運ぼうとする。
　ところが，育てる場合には，客観的，支援的にかかわる。あくまでも主体性は対象にある。すなわち，対象はそれ自体の遺伝情報に基づいて生長していて，私たちは対象の生長の手助けをするのである。つまり，猟る場合には自分が主体であるのに対して，育てる場合には相手が主体であるという点に違いがある。
　対象にかかわる期間の長さをみると，猟る場合には一般に非常に短期間である。たとえば，いちご狩りや紅葉狩りを例にとると，その場所に行って収穫する，あるいは観賞すればそれで終わり，というわけだから，非常に短時間ですむ。なにかを造る場合でも，手順と時間をあらかじめ予測してすすめることができる。そういう観点からみると，その目的を達成するうえでは，猟ることは非常に効率的にできる。
　ところが，育てる場合には，対象である植物や動物が生長するのに非常に時間がかかるし，私たちの思うようにはならない。したがって，忍耐強くその生長を待たねばならない。効率という点からみると，きわめて非効率的である。
　この性格の異なる二つの行動をあわせもっているのが，個人としての人間なのである。
　このような行動が現れる背景には，それなりのものの考え方がある。これを思想という言葉で表現すると，猟る行動の背景には「猟る思想」があるし，育てる行動の背景には「育てる思想」があるということになる。
　したがって，まず，個々の人間としてみた場合には，猟る行動・思想と育てる行動・思想とをあわせもち，そのバランスをとりながら暮らしているときに，人間として生きているということになろう。つまり，これらのどれかを妨げられ，あるいは失えば，人間疎外，あるいは，人間喪失と呼ばれる状態となり，ヒトという形はしているが，人間とはいえないことになる。

一日中会社にしばりつけられて、子どもの顔も見ることができない、あるいは、動・植物を飼養・栽培する時間もないというような生活ばかり強いられるというのは、明らかに人間であることを妨げられた状態であり、人間疎外と呼ぶにふさわしい。

「生きものを育てるのは面倒くさい」、「子どもを育てるなんてまっぴらだ。少しも親の面倒はみてくれそうにないから」などという言葉を聞くことがある。このように育てることを放棄した場合には、人間であることを放棄した状態、すなわち、人間放棄ということになる。人間疎外、人間放棄、いずれの場合も、ヒトとして生きていることには間違いないが、決して人間として生きているわけではないのである。つまり、人間喪失、あるいは、人間失格ということになろう。

以上のように、社会的存在であることと創造的であること、この二つの欲求・行動を充足するような状態で生きているとき、私たちは「人間として」あるいは「人間らしく」生きていることになる。

(2) 庭に隠された宝物探し

① 園芸は育てる行動と猟る行動を充足する

ところで、先に述べたように、園芸活動とは、植物の生長にかかわりながら、感覚体験と動作体験とのフィードバックを継続すること、すなわち、植物を育てることである。この過程で、ヒトとしての本能的欲求である「そだてる（世話をする、はぐくむ）」ことと「手に入れる」ことを触発しかつ充足するだけでなく、人間としての創造的欲求である「育てる（育む）」行動と「猟る」行動とを充足できるし、学んでいるともいえる（表1-13）。

たとえば、園芸では、世話をする対象が子どもではなく植物であるが、その芽生えに感動し、幼くかつか弱い生命をかわいい、守ってあげたい、と感じるところに「そだてる」欲求の触発が表現されているし、実際に手をさしのべて手入れをしてその欲求は充足される。

緑の植物を見て気持ちが和らぎ、ほっとするのは、緑の地球で長い歴史を生きてきた動物としてのヒトが食と水と安全を求めて生きてきた証としての

表 1-13 園芸活動にみる育てる（育む）行動，猟る行動とその個人的，社会的側面

行動類型		個人的側面	社会的側面
育てる（育む）		植物を栽培する	栽培を通して子どもや同好者（後継者）と共通の体験や話題をもち，暮らしの知恵や文化を学び，伝えることができる
猟る	狩る	収穫する 五感で味わい，これらを磨く 知識が増える	欲しい植物を分けてもらう 植物を交換する 知り合いがふえる 生産物を他者とともに味わう
	造る	問題を解決する 庭の使い方，植物の植え方を考える 生産物を利用・加工する	生産物を供給する みんながたのしめる 快適な環境をつくる

（Matsuo，1992，1995；松尾，1999）

「手に入れる」本能的欲求を充足した状態と考えてよい。植物の世話のために体を動かすことも，使わなければ衰える筋肉の廃用性萎縮を予防するための「手に入れる」本能的行動と考えられる。赤ん坊が用もないのに手足を動かしているのも本能的行動と考えればうなずけよう。また，コミュニケーションにはひとりでは生きていけない動物としての群れたい（仲間を得たい）という「手に入れる」本能的欲求が表現されている。

　人間としての「育てる」欲求は，単にヒトの子どもの成長だけでなく，植物の生長にかかわり，その活動を創造的行動として栽培という営みにまで拡張して実践しているところに表現されているし，それを媒体に素人や子どもが園芸に親しみ，これを通してさまざまなことを学び・教える関係を作り出していることにもみることができる（表1-13）。

　他方，「猟る」欲求は，生産と収穫，栽培の工夫，五感での鑑賞，生産物の加工・利用，環境の快適化，仲間づくりなどさまざまな形で充たされている。

　このように園芸では，個人の本能的欲求，創造的欲求に基づく行動をいず

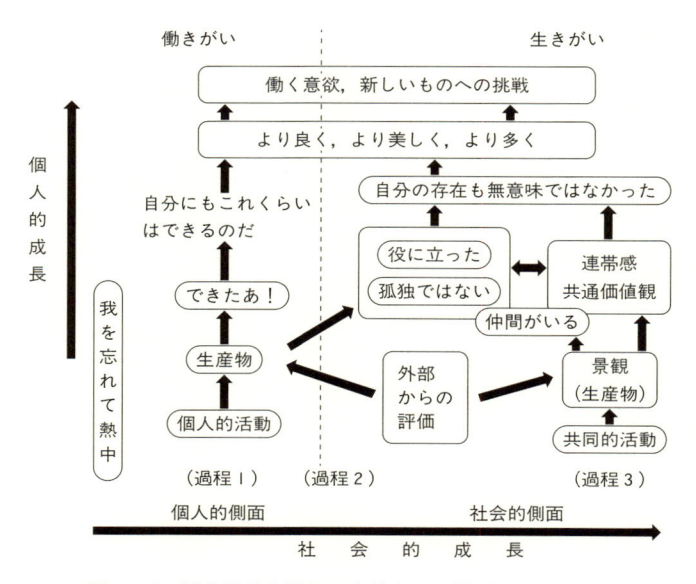

図 1-10 園芸活動を通して成長する人間（松尾原図, 2002）

れも充足する。もし、社会的、環境的ストレスがあっても、それらは、生長している植物とのかかわりのなかで昇華（緩和）されて、心の安定、安らぎが得られる。すなわち、癒されるのである。このことは、庭仕事でもやもやがはれる、市民農園でストレスを解消するというアマチュア園芸家の言葉にも表れている。さらに、園芸によって達成感と喜びが得られ、自己評価が高まり、自信が生まれ、意欲が出てくる。

多くの園芸家が「誰にも邪魔されずに、われを忘れて熱中できる」という理由はここにある。こうして、趣味、娯楽として、多くの市民がこれに親しみ、ストレスを発散し、廃用性萎縮を予防しながら、心身の健康を維持できるとともに、新しい経験を積み重ねて成長する（図 1-10）。

以上のように園芸活動は、その過程であるいは結果として、先に述べたさまざまな効用を私たちに与えてくれる。このなかで、ヒトとしての本能的欲求や人間としての創造的欲求を充足し、癒しや人間らしさを実感させてくれる。これは本来きわめて個人的な活動である。

② 園芸は人間の社会的成長を可能にする

ところが，環境をも含めた生産物を通しての，家族をはじめとした自分以外の人々とのかかわりは，社会的な存在としての人間の欲求を充足してくれるとともに，社会人としてのあり方を学ぶ機会を与えてくれる。これによって，私たちは社会的な成長が可能となる。これらは，教育的効用，社会的効用の場面に顕著に現れる。

たとえば，園芸活動の成果が他人との話題となり，あるいは，その評価が加わることによって社会における自分の存在意義を認識することができ，意欲はさらに強まり，働きがい，生きがいを感じることができるようになる（図1-10）。ここには積極的な人間らしさがあり，それは園芸の積み重ねによって大きくなる。いいかえれば，対人関係すなわち社会的な面で人間的に成長するのである。それは，園芸をはじめると，自信を得だんだん難しいものに挑戦するようになるとともに，自分のたのしみだけではなく，人とそのたのしみを分かちあうことに喜びを見いだすようになることにも表れている。

いずれにしても，「手に入れる」欲求や「猟る」欲求は，園芸だけでなく，他のさまざまな活動で充足できる。しかし，「そだてる」欲求や「育てる」欲求を充足できる日常活動には，子どもの養育，植物の栽培のほかには動物の飼養しかない。もっと厳密にいえば，どんな活動でもそれを媒体として子どもや後継者を育てることは可能である（社会的側面）。しかしながら，個人的に育てる行動を充足できる活動は，植物の栽培か動物の飼育にしか認められないのである（表1-13）。子どもの養育は誰もができるわけではないし，失敗したからもう一度やり直すというわけにもいかない。子どもの養育に活かすうえでも，植物の栽培や動物の飼養などの類似活動を通して「育てる」ことを学ぶ必要がある。

他の諸活動と異なる園芸の本質はこの「育てる」ところにある。その他の多くの活動では，個人的には「手に入れる」，「猟る」欲求だけしか充足できないが，園芸（ガーデニング）では，それらのほかに「そだてる」，「育て

る」欲求をも充足できる点に特徴がある（松尾，1998）。すなわち，その実践過程で「そだてる」本能的欲求を触発され，それを創造的に実践することによって同時に猟る行動をも充足する。これによって人間らしさを実感し，人間としての成長が可能になり，子どもの養育へとつながっていく。

以上のように，園芸活動の特筆すべきものは，個人として育てる行動を体験し学ぶことができる点にある。いいかえると，園芸はそれだけで，猟る行動と育てる行動という二つの創造的行動を充足でき，しかもそのいずれにも他人とつながる社会性が含まれている（表1-13）。つまり，園芸はそれだけで，人間らしく生きることを可能にする。バジール博士（1978）は「庭には何か宝物が隠されている」と述べたが，その宝物とは，庭で掘り出せる人間らしさにほかならない。

③ 園芸（ガーデニング）は，癒しを求めつつ，人間らしく生きたいという人々の願い

現代社会では，猟る行動・思想がはんらんし，育てる行動・思想の影が薄い。実際，私たちの日々の暮らしを振り返ってみても，いかに短時間に，少ない投資で，エネルギーを節約して，経済的に，効率的に物事を達成するかという行動に充ちあふれている。そして，生長に時間がかかり，しかも意のままにならない生きものとつきあう行動は少ない。

子どもですらも，将来親の面倒をみてくれそうにないからつくられなかったり，邪魔になる，いうことをきかないといっては虐待され，時には捨てられ，あるいは，殺されたりする。このようなニュースはほとんど毎日マスコミをにぎわしている。

これらにみられるような子どもとのかかわりには，猟る行動・思想と育てる行動・思想とのバランスがとれた人間として生きていない現代人の多いことが示されている。

園芸が「そだてる」本能を触発し，育てる行動を充足するきわめて身近な行動の一つであることを考えるとき，昨今のガーデニングブームが意味するものは，癒されることを期待しつつ，かつ，育てる行動・思想を求めて人間らしく生きようとする人々の切なる願いであるともいえよう。

8. おわりに

　以上述べたように，園芸（ガーデニング）の本質は生きものを「育てる」ことにあり，ほかの多くの活動では得られない行動である。その園芸が私たち人間にもたらすさまざまな効用を積極的に活用して人間の幸福，生活の質（QOL）の向上に役立てようというのが，園芸福祉であり，その対象はすべての市民である。

　そのなかには，心身のさまざまな不都合のために自分ひとりでは自由に園芸の効用を享受できない市民もいる。彼らの園芸活動を支援し，彼らが園芸の効用を享受して心身ともに健康で幸福に暮らせるようにする一連の手法が園芸療法である。それを遂行するための高度の知識と専門的技術をもつ人が園芸療法士である。

　このように園芸福祉と園芸療法とが目的とするところは同じであるが，いくつかの違いがある。それらの違いをはっきりさせることによって，園芸療法の専門性と園芸療法士の必要性が明確になる。

　その違いとは，園芸福祉ではすべての人を対象とするが，園芸療法ではなんらかの心身の不都合のために自分では自由には園芸をできない人を対象とすること，園芸福祉では自由に園芸に親しんでたのしめばよいが，園芸療法では療法としての手続きが必要であること，園芸福祉では自分で活動すればよいのに対して，園芸療法では専門家（園芸療法士）の支援が必要になること，に集約できる。

　もっとも，園芸の経験をもたない人が多くなってきた昨今では，スポーツインストラクターと同じような，たとえば，「園芸福祉インストラクター」のような専門家も必要になってくるかもしれない。園芸福祉を増進するための助っ人である。これについては以前に「園芸福祉士」という形でふれたが（松尾，1998），2002年4月にNPO法人化された日本園芸福祉普及協会が園芸福祉士の資格を認定することになった。

　園芸は，私たちの本能的な欲求「そだてる」ことと「手に入れる」ことだ

けでなく，人間的な欲求「育てる」ことと「猟る」ことをも充足する。これによって園芸は，私たちの心身の癒し，治療，リハビリテーションにとどまらず，その健康の維持・増進に貢献するとともに，人間として生きていることを私たちに実感させ，さらに人間としての成長を促してくれる。多くの人が誰にも邪魔されずにわれを忘れて園芸に熱中し，それでいて園芸を通して周囲の人々との絆(きずな)ができ，結果的に心身ともに健康で，社会的連帯感をもちながら，生き生きと幸福に暮らせる，いいかえれば，生活の質（QOL）の向上を図れるわけは，ここにある。木村（1988）の言葉を借りれば，「農園があり，一緒に手足を動かして，土を耕し，自然と対話し，自然から学び，秋に収穫を楽しむことができれば最高である。そこに現代人の求めるすべてがある」。

このような園芸を私たちの幸福の増進のために活用しない理由がどこに見いだされようか。とくに高齢社会における生きがいと健康対策として園芸をいかに活用するかは大きな課題であるといえよう。

引用文献

バジール，J.（佐藤智樹訳）．1978.『デッドライン 2000 年』（プレジデント社，東京）．248 ページ．

Bernadotte, S. 1990. Our village to be more beautiful（人と花と緑の調和を求めて―わが村は美しく）．pp. 5-9.「シンポジウム『花と緑と人間生活』講演集」．（日本学術会議農学研究連絡委員会・国際シンポジウム「花と緑と人間生活」実行委員会編）．89 ページ．

Evans, M.R. and H. Malone. 1992. People and plants: A case study in the hotel industry. pp. 220-222. In: P.D. Relf (ed.) "The Role of Horticulture in Human Well-Being and Social Development". Timber Press, Inc., Oregon. 254p.

市川亀久弥．1970.『創造に生きる人間―マンパワー時代の人間像』（講談社，東京）．266 ページ．

今西弘子・米澤富士雄．1989. 花と人とのかかわり(3)―アンケート調査の結果より―. 新花卉 142：68-72.

木村尚三郎．1988.『「耕す文化」の時代―セカンド・ルネサンスの道―』（ダイヤモンド社，東京）．205 ページ．

近藤三雄・小林毅夫・小沢知雄．1977. 緑のもたらす心理的効用に関する基礎的研究（Ⅰ）―運動生理学的アプローチによる緑の心理的効用の計量評価について―. 造園

雑誌　40(4)：32-38.
Lewis, C.A. 1996. Green nature, human nature : The meaning of plants in our lives. Univeristy of Illinois Press, Urbana and Chicago, IL. 148p.
Lohr, V.I. 1992. The contribution of interior plants to relative humidity in an office. pp. 110-112. In : P.D. Relf (ed.) "The Role of Horticulture in Human Well-Being and Social Development". Timber Press, Inc., Oregon. 254p.
Lohr, V.I. and C.H. Pearson-Mims. 1996. The influence of foliage plants on dust accumulation in interiors. pp. 149-152. In : P. Williams and J. Zajicek (eds). "People-Plant Interactions in Urban Areas : Proceedings a Research and Education Symposium". Texas A & M University, College Station, TX. 253p.
松尾英輔．1986．農芸教育の提唱(1)―農耕を通して行う教育：農業教育と農芸教育．日本農業教育学会誌　17(2)：1-5.
松尾英輔．1990 a．農芸教育の提唱(2)．今農芸教育はなぜ必要か．日本農業教育学会誌　21(1)：19-24.
松尾英輔．1990 b．農芸教育の提唱(3)．農芸教育は行われているか．日本農業教育学会誌　21(1)：25-30.
松尾英輔．1992．オランダの家庭園芸から．グリーン情報　13(11)：52-53.
松尾英輔．1995．農芸教育の提唱(4)．農芸教育はなぜ意識されないか．日本農業教育学会誌　26(2)：69-74.
松尾英輔．1996 a．「さくら」を通して考える暮らしと園芸．㈳福岡さくらの会（編）．7ページ．
松尾英輔．1996 b．米国テキサス州の女性刑務所における園芸療法．グリーン情報 17(8)：67.
松尾英輔．1997．心を育てる園芸療法．ふくおか精神保健　42：3-24.
松尾英輔．1998，2000．『園芸療法を探る―癒しと人間らしさを求めて』（グリーン情報，名古屋）．257ページ，増補版 305ページ．
松尾英輔．1999．園芸（ガーデニング）から園芸療法まで―園芸の効用を活かす園芸福祉(学)と園芸療法―．グリーン情報　20(8)：20-23.
松尾英輔・銘苅かおり・増田絹子・権　孝妊・浅野房世．2000．市民農園で栽培されている作物（第2報）．約10年間で札幌，東京，名古屋，鹿児島の市民農園の栽培作物はどう変わったか．園学雑．69（別）2：236.
松尾英輔・尾崎行生・嬉野健次・富浜　毅・大久保　敬・宮島郁夫・尾崎行生．1997．身体的機能に対する園芸活動の効果．pp. 7-16．松尾英輔（編著）．『心身の健康に対する園芸活動とその生産物の効果』（平成6～8年度科学研究費補助金研究成果報告書）．73ページ．
Matsuo, E. 1992. What we may learn through horticultural activities. pp. 146-148. In : P.D. Relf (ed.) "The Role of Horticulture in Human Well-Being and Social Development". Timber Press, Inc., Oregon. 254p.
Matsuo, E. 1995. Horticulture helps us to live as human beings : Providing balance and harmony in our behavior and thought and life worth living. Acta Hor-

ticulturae 391 : 19-29.

Matsuo, E. 1999. What is 'horticultural well being' in relation to 'horticultural therapy'? pp. 174-180. In : M.D. Burchett, J. Tarran and R.A. Wood (eds.). "Towards a New Millennium in People-Plant Relationships". University of Technology, Sydney, Printing Services. 447p.

Relf, D., A.R. McDaniel and B. Butterfield. 1992. Attitudes toward plants and gardening. HortTechnology 2 (2) : 201-204.

時実利彦．1974．『生きるということ』（岩波新書746）．（岩波書店，東京）．216ページ．

Ulrich, R. 1981. Natural versus urban scenes - Some psychological effects. Environment and Behavior 13(5) : 523-556.

Ulrich, R. 1984. View through a window may influence recovery from surgery. Science 224 : 420-421.

Ulrich, R., L.G. Tassinary, M.R. Hebl, M. Grossman-Alexander and R. Parsons. 1998. Stress reducing effects of viewing roadside vegetation from automobiles. Abstract of Nagoya International Orchid Congress '98 : 1.

Weyerhaeuser. 1986. The value of landscaping. Ideas for today. vol. IV : Weyerhaeuser Nursery Product Div., Tacoma, WA.

Wolverton, B.C., A. Johnson and K. Bounds. 1989. Interior plantscape plants for indoor air pollution abatement. Final Report, Sept. NASA Stennis Space Center, MS.

Wood, R.A., R.L. Orwell and M.D. Burchett. 1999. Living plants to improve indoor air quality. pp. 115-122. In : M.D. Burchett, J. Tarran and R.A. Wood (eds.). "Towards a New Millennium in People-Plant Relationships". University of Technology, Sydney, Printing Services. 447p.

安川　緑・原　等子・今川朱美・八巻フミ子・佐々木かおる・十文字芳春・佐々木真理子・五十嵐智嘉子・岩元　純．1999．園芸療法が老人の心身機能に与える効果―高齢者施設における園芸療法の可能性を探る．高齢者問題研究　15 : 121-135.

吉越　恒．2001．植生による都市温暖化抑制に関する研究．九州大学博士論文．

松尾英輔．2002．園芸療法と園芸福祉―植物とのかかわりで心身の癒しと健康，生活の質（QOL）の向上を目指す―．pp. 3-44．松尾英輔・正山征洋（編著）．『植物の不思議パワーを探る―心身の癒しと健康を求めて―』（九州大学出版会，福岡）．224ページ．

第2章

自然の恵みを健康に食べる
薬食同源を基本にしたヘルシーメニューを食卓へ

三 成 由 美

1. ヘルシーメニューを食卓に

　食生活の変遷のなかで「内食」,「外食」,「中食」という概念が根付き, 食の新しいキーワードとして「簡便化」,「個食化」,「外部化」が生まれている。そして, 食の環境変化にともなって家庭における食の役割も変化し, とくに調理におけるソフト面が減少し, 台所の機能は低下している。

　アメリカでは, 食品産業に「ミールソリューション」(MS)や「ホームミール・リプレイスメント」(HMR) が登場し, 消費者の食問題を解決したり, 調理品を単品で提供するのではなく, 家庭にかわって外食産業が, 良質で栄養のバランスを考慮した温かみのある食事を提供しようとしている。また, 日本においてもそのような動きが始まっているが, あらためて「食の営みとは何か」その原点について考える時がきているのではないだろうか。

　人生において「調理すること」,「食べること」は, 喜びと楽しみに彩られたメインイベントの一つである。大地の豊かさと太陽をいっぱい浴びた食材と人間が出合って,「命」を創り出していくわけだから。

　疫学的研究によれば大地の恵みである野菜や果物は, ガン・心疾患・脳血管疾患などの生活習慣病の危険率を下げたり, 予防の効果があると報告されている, 日常の重要な食材である。現在, 野菜や果物の栄養・機能成分が注目されているが, 日本人1人当たりの年間野菜消費量は昭和55年（1980）

の112.0kgがピークで，その後減少傾向にあり，平成12年（2000）は101.7kgと報告されている。

　ガーデニングを始めよう!!　そして，食卓に自分の手で育てた野菜，果物を登場させよう!!　と大きな声で叫びたい。推進委員会ができれば会員になるつもりである。

　「癒す」，これはよく聞く最近のキーワードである。一家団欒(いっかだんらん)には，手作りの食材を調理して作った家庭料理が一番。これこそが家族の心を癒し，人間を成長させるためのもっとも大切なものを育んでくれる。

　3年前から利便性を考慮して，市内のマンションに住むようになった。それ以前は小郡市（福岡県）の庭付きの一戸建て住宅に住んでいたので，83歳の義母が猫の額ぐらいの庭いっぱいに四季折々の植物や野菜を植え育てて楽しんでいた。そのおかげで5月になれば，草木は緑に美しく輝き，天地を満たしていることが肌で感じられていた。また，美しく咲いた花は，子供の学校で，あるいは私の職場で，多くの人の心を癒してくれた。庭で収穫された四季の旬の野菜は食卓に並べられ，私たち家族の会話の中心にもなっていた。今，残念ながらわが家では，緑化運動のように緑の植物が各部屋に並んではいるが，自然の変化はまったく感じられない。ベランダにも薬草を少し植えてはいるが，この講座を機会に私もガーデニングを始めようと思った。

　今，植え付け適期の球根のなかから自分の感性にピッタリ合う物，また野菜のなかで小さな料理の脇役，ミニトマト，パセリ，小ネギなど，目線に近い所に魅力的なものをおいて育て楽しむ計画をスタートさせた。手作りした野菜，果物，花，薬草などは新鮮で栄養に富み，農薬の心配なく食べられるし，何よりも自分が五感を通して植物に触れることができ，収穫の満足感を味わうことができる。

　21世紀の食とは，栄養学的に満足し，美味しく，楽しく，嬉しく，有難いと感謝されるヘルシーメニューを作り，食卓へ登場させることであると確信している。

2. 薬食同源とは

中国には「薬食同源」の哲学があり，この考えにより，健康と生命が守られてきた。この先人の知恵の集積である中国医学の思想は，約4,000年の長期にわたり，膨大な人を対象に実践の繰り返しで淘汰伝承されながら今日に至っている。

あらためて「日本の21世紀の食は」と考えた時に，この予防医学を目指した「薬食同源」の考えは重要であり，中国の知恵を学ぶ時でもある。

さて，この新しい21世紀幕明けの歌会のお題は「草」であった。1月7日の「七草粥」。この伝統行事は中国から伝わり，日本では室町時代に始まったといわれる。お正月の"ご馳走"にそろそろ区切りをつけて，春の七草を入れ，疲れた胃腸をいたわるという意味がある。まず健康づくりの一歩として，昔からの伝統食や行事食の原点を見直すことも重要である。最近，この「七草粥」の薬効として，炎症を抑え，免疫力を高めることが報告された。地球レベルで環境問題が問われる21世紀だからこそ，自然にも人間にもやさしい身の回りの植物（薬用植物）に目を向け，また季節の旬の食材を育て，それを食生活に取り入れることが健康の「鍵」ではないだろうか。

3. 中国薬膳調理のための食材分類

ここでは，まず日本食生活学会誌11(3)に発表した「中国薬膳調理のための食材分類」（三成ら，2000）の大要を紹介する。

中国薬膳に使われる食材には，食事療法で使われる食材と，現在，中国衛生部が食療中薬と認めている食材とがある。薬膳食材である薬用植物も食療中薬と同様に歴史は古く，最古の薬学専門書『神農本草経』に365種の薬用植物の記載があり，長期間にわたり実践の繰り返しで現在に至っている。

中国医学では，陰と陽のバランスが保たれている状態が「健康」であると

いわれる。したがって薬膳とは，中国医学，中薬学の理論に基づいて，食材を配合し，味・色・香・形を考慮して調理された，美味しくて，生体内の陰陽バランスを調整する食事である。

薬膳には，日常の食事で疾病を予防する薬膳「治未病」，弁証して疾病を治療するための薬膳「弁証施治」，本草学の発展とともに民間に取り入れられ，養生のために各家庭に普及した薬膳「補益腎精」の三つがある。現在，わが国では飽食の時代を迎え，生活習慣病は食事と関係が深いことから，食べ方の問題が指摘され，健康志向の一つとして薬膳が注目されている。薬膳を疾病の予防や健康管理のために利用するには，長期間，簡便に食べられる料理を開発することが重要である。

ここでは，中国薬膳を簡便に作るための前準備として，永年にわたり中国で伝承されてきた薬用植物である薬膳食材を，中国医学の基礎理論を基に分類した。

(1) 薬膳の食材

薬膳食材には，一般に食事療法で使われている食材と，中国衛生部が食療中薬と認めている食材とがある。

前者はいわゆる一般の食材で，日常的な食生活に取り入れてこそ，健康増進の効果があるものである。後者の食療中薬は，中薬（中国医学で用いる薬物の総称）に比べて著しい薬性（薬物にはすべて一定の性と味がある。薬性は実際の治療効果から繰り返して実践してまとめたものであり，薬味は舌で試みる味だけでなく薬物の実際の効果を反映したもの）はないが，色や味があり，調理によって美味しく食べることができ，また充餓の時（お腹がすいた時）に，正しい方法で食べれば治療効果が望め，副作用も少ないといわれる食材である。

これらの薬膳の食材は健康を保つ保健作用および扶正袪邪（陰陽の調整をし，邪気を取り除く）作用があり，中薬の薬性と同一の四性（温・熱・涼・寒・（平）），五味（辛・甘・酸・苦・咸），帰経（食材が肝，心，脾，肺，腎，小腸，胆，胃，大腸，膀胱，三焦の臓腑，経絡の病変に対して主要な治療効

表2-1　薬膳食材の分類表

食材の分類	水果類	蔬菜類	禽獣類	水産類	造醸類	谷物類
四性（四気）	温	熱	涼	寒	平	
五味	辛	甘	酸	苦	咸	
帰経	肝　心　脾　肺　腎　小腸　胆　胃　大腸　膀胱　三焦					

果を示す）がある。そして，長期間にわたり中国で蓄積してきた薬膳の食材は臨床実践により分類され，成立したものである。

分類した食材は，中医食療学に記載されている野菜類，果物類，穀類，獣鳥肉類，魚介類，そして亀，鼈類などの食材218品と，中国衛生部が1981，1988，1991年に食材としての効果と中薬としての効果があるということで，食療中薬と認めた70品の合計288品である。中国医学の基礎理論を基にして，①食品別，②四性：温・熱・涼・寒・平，③五味：辛・甘・酸・苦・咸，④帰経：肝・心・脾・肺・腎・小腸・胆・胃・大腸・膀胱・三焦，について表2-1のように薬膳食材を分類する。

なお，薬膳に使われる食療食材や食療中薬には薬物と同様に一定の性と味がある。性のことを気ともいい，一般に「四性」または「四気」といわれ，「温・熱・涼・寒」と四種の異なる薬性がある。これらは食材が人体に入り，その反応や症状で分類されている。「温と熱」，「寒と涼」は，同様な性質があり，温は熱よりも弱く，涼は寒よりも弱く，同様な性質に程度の差があるため四つに分類されている。そのほかに薬性が比較的穏やかなものを「平」性といっている。

薬味は，酸味（すっぱい），苦味（にがい），甘味（あまい），辛味（からい），咸味（塩辛い）の五味があり，各味には異なる効能がある。五味は舌で試みる味覚だけではなく，臨床の症状反応も加味して判定されている。

(2) **食材の分類**

① 薬膳食材の四性による分類

表2-2に薬膳食材の四性（四気）による分類を示した。まず食材の数とその割合をみると平性が37.8％と高い数値を示した。次に温性が26.0％，

表 2-2 四性によって分類した食材

温 性 食 品　68品　26.0%	熱 性 食 品　5品　1.9%	涼 性 食 品　41品　15.6%
荔枝 (ライチ)	辣椒 (トウガラシ)	苹果 (リンゴ)
竜眼肉 (リュウガンニク)	胡椒 (コショウ)	橘 (ミカン)
大棗 (ナツメ)	花椒 (サンショウ)	柑 (大型で皮の厚いミカン)
山楂 (サンザシ)	高良姜 (コウリョウキョウ)	梨 (ナシ)
胡桃仁 (クルミ)	黄芥子 (カラシ)	枇杷 (ビワ)
栗 (クリ)		羅漢果 (ラカンカ)
松子 (マツの実)		芒果 (マンゴ)
桜桃 (サクランボ)		地瓜 (サツマイモ)
石榴 (ザクロ)		菱 (ヒシ)
番石榴 (グァバ)		冬瓜 (トウガン)
楊梅 (ウメの一種)		黄瓜 (キュウリ)
櫻桃 (モモ)		糸瓜 (ヘチマ)
杏 (アンズ)		菠菜 (ホウレンソウ)
梅 (ウメ)		芹菜 (セロリ)
南瓜 (カボチャ)		莴苣 (レタス)
韮菜 (ニラ)		枸杞苗 (クコの苗)
芥菜 (カラシナ)		木耳 (キクラゲ)
胡荽 (シャンツァイ)		茄子 (ナス)
刀豆子 (ナタマメの一種)		蘿蔔 (ダイコン)
蒟蒻 (コンニャク)		洋蘑菇 (マッシュルーム)
洋葱 (タマネギ)		豆腐 (トウフ)
大蒜 (ニンニク)		羊胆 (ヒツジの胆)
黄豆芽 (ダイズのモヤシ)		兔肉 (ウサギの肉)
猪肚 (ブタの胃袋)		鴨蛋 (アヒルの卵)
羊肉 (ヒツジの肉)		田螺 (タニシ)
羊乳 (ヒツジの乳)		青蛙 (アオガエル)
狗肉 (イヌの肉)		茶叶 (チャの葉)
鶏肉 (ニワトリの肉)		茶子油 (チャの実をしぼった油)
鶏肝 (ニワトリの肝臓)		啤酒花 (ホップ)
鱔魚 (タウナギ)		麻油 (ゴマ油)
草魚 (ソウギョ)		猪油 (ラード)
鰱魚 (ナマズ)		粟米 (アワ)
蚶肉 (アカガイ)		大麦 (オオムギ)
河蝦 (カワエビ)		小麦 (コムギ)
海蝦 (ウミエビ)		緑豆 (リョクトウ)
海参 (ナマコ)		酸角 (タマリンド)
海蜇皮 (クラゲの皮)		梔子花 (クチナシの花)
赤砂糖		薄荷 (ハッカ)
酒		
珈琲 (コーヒー)		
麹 (大)		
葱 (ネギ)		
生姜 (ショウガ)		
桂皮 (ニッキ)		
八角茴香 (ダイウイキョウ)		
豆油 (ダイズの油)		
油菜子油 (ナタネ油)		
糯米 (モチ米)		
高粱 (コウリャン)		
茉莉花 (ジャスミン)		
小茴香 (ウイキョウ)		
佛手 (ブッシュカン)		
扁豆 (フジマメ)		
薤白 (ラッキョウ)		
丁香 (チョウジ)		
香櫞 (シトロン)		
陳皮 (ミカンの皮を干した物)		
凪尾魚 (エソ)		
帯魚 (タチウオ)		
鰹魚 (カツオ)		
砂仁 (ショウガシャの種)		
烏梅 (ウメをくゆらせた物)		
肉豆蔻 (ニクズク)		
紅花 (ベニバナ)		
蝮蛇 (マムシ)		
香薷 (コウジュ)		

第2章　自然の恵みを健康に食べる

寒性食品　49品　18.7％	平性食品　99品　37.8％	
柚（ユズ）	李（スモモ）	猪血（ブタの血）
柿子（カキ）	葡萄（ブドウ）	猪肺（ブタの肺）
香蕉（バナナ）	枸杞子（クコ）	猪脬（ブタのつづめ）
番茄（トマト）	葵花子（ヒマワリの種）	猪心（ブタの心臓）
目桃（ゴルゴンジン）	椰子（ヤシ）	牛肉（ウシの肉）
獼猴桃（キウイ）	無花果（イチジク）	牛肝（ウシの肝臓）
柔梅（スモモ）	白果（ギンナン）	牛乳（ウシの乳）
西瓜（スイカ）	番木瓜（パパイヤ）	牛乳（ウシの乳）
甜瓜（マクワウリ、メロン）	橄欖（カンラン）	鶏血（ニワトリの血）
哈密瓜（ハミウリ）	菠蘿（パイナップル）	鶏蛋（ニワトリの卵）
芋芊（クロクワイ）	梅檸（レモン）	鵝蛋（ガチョウの卵）
甘蔗（サトウキビ）	花生（ラッカセイ）	鵝肉（ガチョウの肉）
苦瓜（ニガウリ）	蓮子（ハスの実）	鵝血（ガチョウの血）
越瓜（シロウリ、アオウリ）	芡実（オニバス、ミズビシ）	鴿肉（ハトの肉）
瓠子（ユウガオ）	胡芹（セロリ）	鴿蛋（ハトの卵）
蘿菜・空心菜（エンサイ）	包心菜（キャベツ）	鵪鶉肉（ウズラ）
落葵（ツルナ）	黄豆芽（ダイズモヤシ）	鵪鶉蛋（ウズラの卵）
蕨菜（ワラビ）	茴香（ショウキイ）	燕窩（ツバメの巣）
馬歯莧（スベリヒユ）	椿叶（ツバキの葉）	鱔精血（タウナギの血）
竹筍（タケノコ）	黄花菜（キバナフクジュソウ）	鯉魚（コイ）
芦筍（アスパラガス）	四季豆（インゲン）	鰻魚（ウナギ）
藕（レンコン）	扁豆（ササゲ）	青魚（アオウオ）
荸薺（クログワイ）	豇豆（ジャガイモ）	鮒魚（フナ）
豆腐（トウフ）	土豆（ジャガイモ）	黄魚（ベニヒモチ）
緑豆菜（リョクトウ）	刀豆（ナタマメ）	鱖魚（ケツギョ）
石花菜（テングサ）	胡羅卜（ニンジン）	銀魚（シラウオ）
竜須菜（ノリ）	山薬（ヤマイモ）	鮑魚（アワビ）
紫菜（ノリ）	地瓜（サツマイモ）	鮎魚（ナマズ）
海岱（マコンブ）	百合（ユリ）	墨魚（イカ）
鶏胆（ニワトリの胆）	香蕈（シイタケ）	亀肉（カメの肉）
鴨肉（カモの肉）	木耳（キクラゲ）	緑毛龟（カメの一種）
鴨血（カモの血）	銀耳（シロキクラゲ）	紫蛎（スッポン）
鯉魚胆（コイの胆）	猪肝（ブタの肝臓）	牡蛎（カキ）
鮭魚胆（マサバ、カツオの胆）	猪腎（ブタの腎臓）	泥鰍（ドジョウ）
鱔魚（ライギョ）		海蛰（クラゲ）
蜆（シジミ）		
螃蟹（カニ）		白砂糖（サトウ）
食塩（ショクエン）		冰糖（コオリザトウ）
醤油（ショウユ）		蜂蜜（ハチミツ）
薏苡仁（ハトムギ）		蜂乳（ロイヤルゼリー）
冬瓜（トウガン）		粳米（ウルチ米）
昆布（コンブ）		黍米（モチキビ）
決明子（エビスグサの種）		雀麦米（スズメノチャヒキ）
白茅根（チガヤの白根）		黄豆（ダイズ）
茶叶（クワの葉）		黒大豆（クロダイズ）
菊花（キクカ）		赤豆（アカダイズ）
		豌豆（エンドウ）
		蚕豆（ソラマメ）
		玉米（トウモロコシ）
		芝麻（ゴマ）
		甜杏仁（アーモンド）
		榧子（カヤの実）
		烏骨鶏（ウコッケイ）
		代代花（ダイダイ）
		烏梢蛇（カギナワメの種）
		麦芽（バクガ）
		桃仁（モモの種）
		郁李仁（ニワウメ、コオメの種）
		菜瓢子（ダイコンの種）
		甘草（カンゾウ）
		火麻仁（ヘンプ麻の種）
		荷叶（ハスの葉）
		鶏内金（ニワトリの胃膜）

51

同様な性質の少し強い熱性が 1.9％であり，合計すると 27.9％であった。一方，寒性は 18.7％であり，同様な性質の少し強い涼性の 15.6％を合計すると 34.3％であった。これらより，体を温める食材，冷やす食材，それぞれに穏やかな食材はそれぞれ約 30％を占め，大きな差がない。

中国医学の代表的な弁証に「八綱弁証」があり，陰・陽・虚・実・寒・熱・表・裏と八つの基本の弁証を行っている。また，病気に対する抵抗力を「正気」，病因となるものを「邪気」といい，正気と邪気の強弱により発病するかどうかが決まる。

『熱証』とは，熱邪により人体の陽が盛んで，陰虚（陰液不足）による生体機能の活動が過度に亢進した証候である。症状では，発熱のため口が渇く，水や冷たい飲物を飲みたくなる，顔の色が赤くなる，気分がイライラして落ち着かない，尿は少なく色は赤系，便秘になりやすいなどの症状をともなう。

このような場合は，涼・寒性の食材を調理した薬膳を作ることが効果的である。また，涼・寒性の食材には清熱・解毒・瀉火（人体内の有り余りのものを取り除く）の作用がある。

『寒証』とは，寒邪を受け，人体の陽が虚して（陽気不足），陰が盛んになり生体機能活動が低下する証候である。つまり四肢（手足）が冷えてだるい，顔色は青白い，静かで気分は落ち着いている，口は渇かないが熱い飲物を欲しがる，尿は量が多くうすく澄んでいる，大便は軟便である，などの症状をともなう。

このような場合は，温・熱性の食材を調理した薬膳を作ると効果的である。また，温・熱性の食材には，温中・補陽（人体の生理機能や不足を補う作用）・散寒の作用もある。

② 薬膳食材の五味による分類

食材を五味によって分類してみると，表 2-3 のようになる。食材の割合は，甘味がほぼ 3 分の 2 を占めている。中国医学の五行学説より，甘味は脾・胃の働きを調節するといわれ，薬膳に使う食材は栄養と関係が深いことが明らかにされている。

五味の作用は次のとおりである。

- 甘味：補益，和中，緩和作用，滋養・強壮作用。体の衰えを補養し，緊張をゆるめ，薬性を中和したり，調和したりする作用がある。
- 酸味：収斂，固渋の作用。つまり，体を引き締め，出過ぎるものを収め，渋らせる。すなわち，寝汗・下痢・尿の出過ぎ，遺精（早漏）に効果がある。
- 苦味：泄（清泄・降泄・通泄），燥湿作用そして瀉火と瀉下の作用。人体が「実」の状態のとき，有り余りを取り除く作用がある。
- 辛味：発散，行気，活血作用。つまり，発汗，血行促進，体内のものを発散させ，気・血のめぐりをよくする。
- 咸味：軟堅，散結，瀉下などの作用。固くなっているものを軟らかくして，下す作用があり，過食すると体がだるく，腎の作用を弱める。
- その他：淡味で利尿の効能をもつものがある。淡味で味がないため，一般にこれを除いて五味と称している。

　薬性である四性と五味は密接な関係があるので，薬膳を実際に作る場合にあたって考慮しておかなければならない。同じ甘味でも「甘寒」と「甘温」では効能が異なるため，両方から弁別して食材を選択しなければならない。

　参考までに四性と五味の関係について分類すると，体を温めるといわれる温熱性の食材は甘味が第1位で高い割合を示し，次に辛味であった。温熱性の食材は脾胃の調節のみでなく，発汗作用のある食材も多く含んでいる。

　体を冷やすといわれる寒涼性の食材では甘味が全体のほぼ90％を占めていた。そして平性の食材では，甘味が約3分の2を占めるが，苦味のように，人体内の有り余りを取り除く作用の食材も含まれている。

　中国最古の医書『黄帝内経』によると，五味は五臓に入る。すなわち，酸味は肝に入り，苦味は心に入り，甘味は脾に入り，辛味は肺に入り，咸味は腎に入る。中国での中医師による臨床では，肝の中薬は酢で炒り，腎に入る薬は塩で炒って使用される。

　中国医学では，五味の過不足で病を引き起こすといわれ，日常の食生活において，五味のバランスをとって調理することが健康維持・増進の基本である。

表2-3　五味によって分類した食材

		甘味食品　207品　57.9%		
胡蘿蔔（ニンジン）	猪胳（ブタのひづめ）	鳳尾魚（エツ）	麻油（ゴマ油）	玉米（トウモロコシ）
土豆（ジャガイモ）	猪心（ブタの心臓）	帯魚（タチウオ）	猪油（ラード）	芝麻（ゴマ）
山薬（ヤマイモ）	牛肉（ウシの肉）	鰹魚（カツオ）	粳米（ウルチ米）	冬葵（フユアオイ）
芋头（サトイモ）	牛肝（ウシの肝臓）	鰻魚（ウナギ）	糯米（モチ米）	枳殻（ミカンの一種）
茭白（コールラビ）	牛肚（ウシの胃袋）	青魚（アオウオ）	粟米（アワ）	甜杏仁（アーモンド）
地瓜（サツマイモ）	牛乳（ウシの乳）	鯛魚（フナ）	秦米（モチキビ）	榧子（カヤの実）
竹笋（タケノコ）	羊肉（ヒツジの肉）	鱖魚（ケツギョ）	緑毛亀（カメの一種）	烏骨鶏（ウコッケイ）
芦笋（アスパラガス）	羊肝（ヒツジの肝臓）	銀魚（シラウオ）	鱉肉（スッポン）	烏梢蛇（カラスヘビ）
百合（ユリ）	羊乳（ヒツジの乳）	黄魚（ニベイとモチ）	蚶肉（アカガイ）	酸棗仁（サネブトナツメの種）
藕（レンコン）	狗肉（イヌの肉）	鮑魚（アワビ）	蛙肉（カエル）	麦芽（バクガ）
香蕈（シイタケ）	兎肉（ウサギの肉）	鮎魚（アユ）	蜆肉（シジミ）	扁豆（フジマメ）
洋蘑菇（マッシュルーム）	鶏肉（ニワトリの肉）	鱷魚（ライギョ）	田螺（タニシの一種）	甘草（カンゾウ）
木耳（キクラゲ）	鶏肝（ニワトリの肝臓）	鱧魚（ボラ）	螺螄（ニシ）	火麻仁（ヘンプ麻の種）
銀耳（シロキクラゲ）	鶏蛋（ニワトリの卵）	河蝦（カワエビ）	牡蠣（カキ）	決明子（エビスグサの種）
茭白（マコモダケ）	鶏蛋（ニワトリの卵）	海蝦（ウミエビ）	泥鰍（ドジョウ）	衣魚（アクリョウ）
豆腐（トウフ）	豆漿（豆乳）	海参（ナマコ）	高粱（コウリャン）	白茅根（チガヤの白根）
緑豆菜（リョクズ菜）	鴨肉（カモの肉）	海蜇（クラゲ）	薏苡仁（ヨクイニン）	鶏内金（ニワトリの胃膜）
石花菜（テングサ）	鴨蛋（カモの卵）	青蛙（アオガエル）	芥麦（ソバ）	蝮蛇（マムシ）
竜葵菜（コビヤナ）	鵝肉（ガチョウの肉）	白砂糖（サトウ）	大麦（オオムギ）	茘枝（ライチ）
紫菜（ノリ）	鴿蛋（ハトの卵）	冰糖（コオリザトウ）	小麦（コムギ）	竜眼肉（リュウガンニク）
猪肉（ブタの肉）	鵪鶉肉（ウズラの肉）	赤砂糖（アカザトウ）	雀麦米（スズメノチャヒキ）	大棗（ナツメ）
猪肝（ブタの肝臓）	鵪鶉蛋（ウズラの卵）	蜂蜜（ハチミツ）	緑豆（リョクトウ）	胡桃仁（クルミ）
猪腎（ブタの腎臓）	燕窩（ツバメの巣）	蜂乳（ロイヤルゼリー）	黄豆（ダイズ）	栗（クリ）
猪血（ブタの血）	鱔魚（タウナギ）	茶子油（チャの実をしぼった油）	黒大豆（クロダイズ）	松仁（マツの実）
猪肺（ブタの肺）	草魚（ソウギョ）	酒（サケ）	赤大豆（アカダイズ）	石榴（ザクロ）
猪豚（ブタの肉）	鯰魚（ナマズ）	咖啡（コーヒー）	豌豆（エンドウ）	烏梅（ウメの一種）
猪肚（ブタの胃袋）	鱧魚（コクレン）		蚕豆（ソラマメ）	桜桃（サクランボ）

甘味食品（つづき）			酸味食品 32品 8.9%	苦味食品 29品 8.1%
桃（モモ）	茨実（オニバス、ミズビキ）	慈姑（クワイ）	山楂（サンザシ）	苦瓜（ニガウリ）
李（スモモ）	菱（ヒシ）	茶叶（チャの葉）	番石榴（グアバ）	萵苣（レタス）
葡萄（ブドウ）	甘蔗（サトウキビ）	八角茴香（ダイウイキョウ）	杏（アンズ）	枸杞苗（クコの苗）
枸杞子（クコ）	南瓜（カボチャ）	豆油（ダイズの油）	梅（ウメ）	椿叶（ツバキの葉）
葵花子（ヒマワリの種）	冬瓜（トウガン）	酸角（タマリンド）	檸檬（レモン）	慈姑（クワイ）
椰子（ヤシ）	黄瓜（キュウリ）	茉莉花（ジャスミン）	馬歯莧（スベリヒユ）	豆鼓（ハマナットウ）
无花果（イチジク）	絲瓜（ヘチマ）	桃仁（モモの種）	醋（ス）	鶏胆（ニワトリの胆）
白果（ギンナン）	越瓜（シロウリ、アオウリ）	莱菔子（ダイコンの種）	酸梅（ウメを干していぶした物）	鵞蛋（ガチョウの卵）
番木瓜（パパイヤ）	瓢瓜（ユウガオ）	郁李仁（ニワウメ、コウメの種）	烏梅（タマリンド）	鯉魚胆（コイの胆）
橄欖（カンラン）	葫芦（ヒョウタン）	菊花（キクカ）	荔枝（ライチ）	青叶（アオナの葉）
波羅（パイナップル）	莜菜（ホウレンソウ）		石榴（ザクロ）	茶叶（チャの葉）
苹果（リンゴ）	芹菜（セロリ）		楊梅（ウメの一種）	啤酒花（ホップ）
橘（ミカン）	包心菜（キャベツ）		桃（モモ）	椒目（サンショウの実）
柑（大型で皮の厚いミカン）	甕菜・空心菜（エンサイ）		李（スモモ）	桃仁（モモの種）
柚（ユズ）	黄芽菜（ハクサイ）		葡萄（ブドウ）	荷叶（ハスの葉）
梨（ナシ）	落葵（フジナ）		橄欖（カンラン）	桑叶（クワの葉）
柿子（カキ）	黄花菜（キバナワスレグサ）		苹果（リンゴ）	檳榔（ビンロウ）
番蕉（バナナ）	芥菜（カラシナ）		橘（ミカン）	白果（ギンナン）
枇杷（ビワ）	四季豆（インゲン）		柑（大型で皮の厚いミカン）	百合（ユリ）
番茄（トマト）	扁豆（フジマメ）		柚（ユズ）	羊肝（ヒツジの肝臓）
阳桃（ゴレンシ）	刀豆（ナタマメの一種）		梨（ナシ）	酒（サケ）
猕猴桃（キウイ）	茄子（ナス）		枇杷（ビワ）	醋（ス）
桑椹（カラグワ）	山楂（サンザシ）		番茄（トマト）	代代花（ダイダイ）
罗汉果（ラカンカ）	杏（アンズ）		阳橙（コレンジ）	栀子（クチナシの花）
芒果（マンゴー）	筒高（シュンギク）		猕猴桃（キウイ）	佛手（ブッシュカン）
西瓜（スイカ）	芸豆（アフラナ）		芒果（マンゴー）	郁李仁（ニワウメ、コウメの種）
甜瓜（マクワウリ、メロン）	莴苣（レタス）		落葵（フジナ）	蓮白（ラッカセイ）
哈密瓜（ハミウリ）	枸杞苗（クコの苗）		緑毛亀（カメの一種）	決明子（エビスソウの種）
地瓜（サツマイモ）	夢卜（ダイコン）		赤小豆（アカダイズ）	陳皮（ミカンの皮を干した物）
花生（ラッカセイ）			酸棗仁（サネブトナツメの種）	
荸薺（クログワイ）			佛手（ブッシュカン）	
蓮子（ハスの実）			香櫞（シトロン）	

表2-3（つづき）

辛味食品 44品 12.3%	咸味食品 31品 8.6%	渋味食品 9品 2.5%	淡味食品 6品 1.7%
檳榔（ビンロウ）	海帯（マコンブ）	番石榴（グアバ）	冬瓜（トウガン）
韮菜（ニラ）	鶏血（ニワトリの血）	菠蘿（パイナップル）	葫芦（ヒョウタン）
茴香（ショウキョウ）	鴨血（カモの血）	柿子（カキ）	四季豆（インゲン）
芫茜（アブラナ）	鴿肉（ハトの肉）	蓮子（ハスの実）	薏苡仁（ヨクイニン）
木耳（シュウシャの種）	鱔魚血（タウナギの血）	芡実（オニバス、ミズビキ）	玉米鬚（トウモロコシ）
胡荽（カラシナ）	墨魚（イカ）	椿叶（ツバキの葉）	夜苓（アクリョウ）
芥菜（シャンツァイ）	亀肉（カメの肉）	海蛰皮（クラゲの皮）	
辣椒（ドクダミ）	螃蟹（カニ）	高梁（コウリャン）	
夢卜（トウガラシ）	海蛰皮（カイの干物）	白果（ギンナン）	
蒟蒻（ダイコン）	淡菜（ショウユ）		
洋葱（コンニャク）	食塩（ショウユ）		
大蒜（タマネギ）	醤油（ショウユ）		
生姜（ニンニク）	昆布（コンブ）		
葱（ショウガ）	石花菜（テングサ）		
胡椒（ネギ）	紫菜（ノリ）		
花椒（コショウ）	猪胃（ブタの胃臓）		
桂皮（サンショウ）	猪膵（ブタのひづめ）		
八角茴香（ダイウイキョウ）	狗肉（イヌの肉）		
豆油（ダイズの油）	鴨肉（カモ肉）		
油菜子油（ナタネ油）	鴿蛋（ハトの卵）		
茉莉花（ジャスミン）	黄魚（ニベイヒモチ）		
代代花（ダイダイ）	鮑魚（アワビ）		
梔子花（クチナシの花）	蜆肉（シジミ）		
小茴香（ウイキョウ）	田螺（タニシ）		
佛手（ブッシュカン）	牡蛎（カキ）		
郁李仁（ニワトコ、コウメの種）	海蝦（ウミエビ）		
葱白（ラッキョウ）	海参（ナマコ）		
薄荷（ハッカ）	海蛰（クラゲ）		
丁香（チョウジ）	粟米（アワ）		
高良姜（コウリョウキョウ）	大麦（オオムギ）		
香檸（シトロン）	決明子（エビスグサの種）		

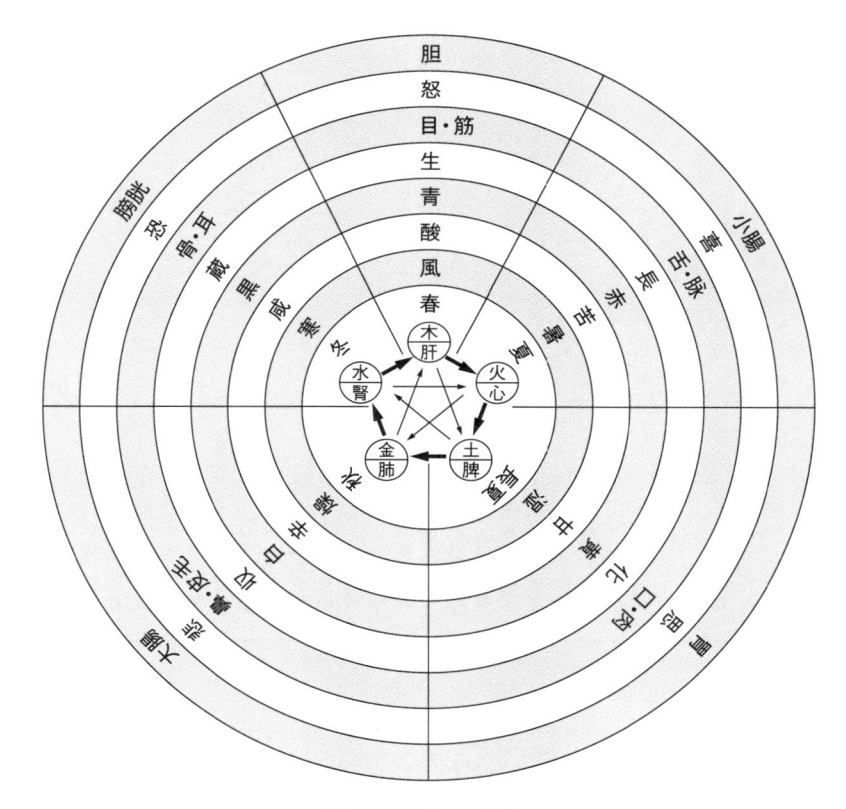

第2章　自然の恵みを健康に食べる　　57

図 2-1　五行の関係図

③　薬膳食材の帰経による分類

中国医学では，人体の幹線を直行する脈を経路と呼び，経脈と絡脈の二つがある。食材や薬物は，体内に取り入れられた後，経路に入って運ばれ，臓腑の各部分で効果を発揮する。

食材が，人体のどこの臓腑に薬効があるのかを示すのが帰経である。たとえば寒性の食材は，一般的に清熱作用をもっているが，経脈のなかでも，肺系に入って効果を発揮するものと，肝系に入って効果を発揮するものと，それぞれ異なる効能を持っている。

表 2-4 に食材の帰経による分類を示した。帰経では胃が 22.5％と高い数

表 2-4 帰経によって分類

心　食品 61 品　11.6%	肝　食品 65 品　12.3%
山薬 (ヤマイモ)	松子 (マツの実)
地瓜 (サツマイモ)	梅 (ウメ)
洋葱 (タマネギ)	李 (スモモ)
大蒜 (ニンニク)	枸杞子 (クコ)
豆腐 (トウフ)	番茄 (トマト)
黄豆芽 (マメモヤシ)	絲瓜 (ヘチマ)
緑豆芽 (リョクトウモヤシ)	芹菜 (セロリ)
猪肉 (ブタの肉)	蕹菜・空心菜 (エンサイ)
牛肉 (ウシの肉)	枸杞苗 (クコの苗)
茘枝 (ライチ)	黄花菜 (キバナフウチョウソウ)
竜眼肉 (リュウガンニク)	木菜 (カラシナ)
梅核 (ウメの種)	石花菜 (テングサ)
西瓜 (スイカ)	兎肉 (ウサギの肉)
甜瓜 (マクワウリ、メロン)	鶏肝 (ニワトリの肝臓)
哈蜜瓜 (ハミウリ)	鶏胆 (ニワトリの胆)
落葵 (フジナ)	鴿肉 (ハトの肉)
辣椒 (トウガラシ)	鱔魚 (タウナギ)
百合 (ユリ)	鯉魚胆 (コイの胆)
藕 (レンコン)	青魚胆 (アオウオの胆)
鶏血 (ニワトリの血)	鮑魚 (アワビ)
牡蛎 (カキ)	墨魚 (イカ)
海参 (ナマコ)	鰲肉 (スッポン)
茶叶 (チャの葉)	蚌肉 (カラスガイ)
酒 (サケ)	泥鰍 (カワエビ)
桂皮 (ニッキ)	螃蟹 (カニ)
小麦 (コムギ)	海蜇 (クラゲ)
緑豆 (リョクトウ)	桂皮 (ニッキ)
菱 (ヒシ)	油菜子油 (ナタネ油)
南瓜 (カボチャ)	代代花 (ダイダイ)
苦瓜 (ニガウリ)	栀子花 (クチナシ)
黄瓜 (キュウリ)	桃仁 (モモの種)
包心菜 (キャベツ)	薄荷 (ハッカ)
筒蒿 (シュンギク)	紅花 (ベニバナ)
扁豆 (フジマメ)	桑叶 (クワの葉)
豇豆 (ササゲ)	茘枝 (ライチ)
茄子 (ナス)	枇杷 (ビワ)
蘿卜 (ダイコン)	韮菜 (ニラ)
	酸棗仁 (サネブトナツメの種)
	佛手 (ブッシュカン)
	菊花 (キクカ)

第2章 自然の恵みを健康に食べる

赤小豆（アズキ）
酸棗仁（サネブトナツメの種）
桃仁（モモの種）
茨苓（ブクリョウ）
紅花（ベニバナ）
蕹菜（空心菜）（エンサイ）
冬葵（フユアオイ）
蓮子（ハスの実）
甘草（カンゾウ）
大棗（ナツメ）
栗子（クリ）
櫻桃（サクランボ）
椰子（ヤシ）
无花果（イチジク）
蕃木瓜（パパイヤ）
檳榔（カンラン）
苹果（リンゴ）
香蕉（バナナ）
枇杷（ビワ）
橙桃（オレンジ）
羅漢果（ラカンカ）
芒果（マンゴー）
蓮子（ハスの実）
芡実（オニバス、ミズビキ）

右列：
海蜇皮（クラゲの皮）
淡菜（カイの干物）
赤砂糖（アカザトウ）
醋（ス）
八角茴香（ダイウイキョウ）
雀麦米（スズメノチャヒキ）
芝麻（ゴマ）
昆布（コンブ）
烏骨鶏（ウコッケイ）
小茴香（ウイキョウ）
烏梢蛇（カサントウ）
香橼（シトロン）
決明子（エビスソウ）
烏梅（ウメを干していぶした物）
荷叶（ハスの葉）
櫻桃（サクランボ）
桑椹（ソウジン）
韮菜（ニラ）
落葵（フジナ）
馬歯莧（スベリヒユ）
鶏血（ニワトリの血）
凤尾魚（エツ）
亀肉（カメの肉）
酒（サケ）

表2-4 (つづき)

肺 76品 14.4%	脾 81品 15.4%
胡桃仁 (クルミ)	羊肉 (ヒツジの肉)
杏 (アンズ)	狗肉 (イヌの肉)
白果 (ギンナン)	鶏肉 (ニワトリの肉)
橘 (ミカン)	鴨肉 (カモの肉)
梨子 (ナシ)	鵝肉 (ガチョウの肉)
柿子 (カキ)	鶉鵝肉 (ウズラの肉)
花生 (ラッカセイ)	草魚 (ソウギョ)
芋芋 (クロクワイ)	鳳尾魚 (エソ)
甘蔗 (サトウキビ)	鯉魚 (コイ)
冬瓜 (トウガン)	鰹魚 (カツオ)
葫芦 (ヒョウタン)	青魚 (アオウオ)
芥菜 (カラシナ)	鯛魚 (ケツギョ)
胡荽 (シャンツァイ)	鯽魚 (フナ)
荸薺 (ドクダミ)	銀魚 (シラウオ)
胡蘿蔔 (ニンジン)	鮎魚 (アユ)
芦笋 (アスパラガス)	鰻魚 (ライギョ)
銀耳 (シロキクラゲ)	蛙肉 (カエルの肉)
豆鼓 (ハマナットウ)	白砂糖 (サトウ)
紫菜 (ノリ)	冰糖 (コオリザトウ)
海帯 (コンブ)	醤油 (ショウユ)
鴨蛋 (カモの卵)	花椒 (サンショウ)
燕窩 (ツバメの巣)	椒目 (サンショウの実)
鰻魚 (ウナギ)	猪油 (ラード)
鱉魚 (スッポン)	粳米 (ウルチ米)
亀肉 (カメの肉)	糯米 (モチ米)
蜂蜜 (ハチミツ)	高梁 (コウリャン)
生姜 (ショウガ)	薏苡仁 (ヨクイニン)
茶叶 (チャの葉)	芥肉 (カラシナ)
枳殻 (ミカンの一種)	辣椒 (トウガラシ)
梔子 (カヤの実)	胡蘿卜 (ニンジン)
陳皮 (ミカンの皮を干した物)	藕 (レンコン)
梅 (ウメ)	鱔魚 (タウナギ)
枸杞子 (クコシ)	帯魚 (タチウオ)
番茄 (トマト)	鰻魚 (ウナギ)
芹菜 (セロリ)	赤砂糖 (アカザトウ)
芥菜 (カラシナ)	蜂蜜 (ハチミツ)
洋蘑菇 (マッシュルーム)	八角茴香 (ダイウイキョウ)
鴨肉 (カモの肉)	栗米 (アワ)
酒 (サケ)	雀麦 (スズメノチャヒキ)
糯米 (モチ米)	甜杏仁 (アーモンド)
秫米 (モチキビ)	烏骨鶏 (ウコッケイ)
薏苡仁 (ヨクイニン)	佛手 (ブッシュカン)
芝麻 (ゴマ)	酸梅 (ウメを干していぶした物)
香櫞 (シトロン)	香櫞 (シトロン)
萊菔子 (ダイコンの種)	烏梅 (ウメを干していぶした物)
烏梅 (ウメを干していぶした物)	荷叶 (ハスの葉)
甘草 (カンゾウ)	落葵 (ツルナ)
菊花 (キクカ)	馬歯莧 (スベリヒユ)
香薷 (コウジュ)	生姜 (ショウガ)
	桂皮 (ニッキ)
	小茴香 (ウイキョウ)
	郁李仁 (ニワウメ、コウメの種)
	丁香 (チョウジ)
	荏苔 (アブラナ)

第2章　自然の恵みを健康に食べる

葱（ネギ）
冬葵（フユアオイ）
甜杏仁（アーモンド）
梔子花（クチナシの花）
佛手（ブッシュカン）
薄荷（ハッカ）
丁香（チョウジ）
白芷（ヨロイグサ）
白茅根（チガヤの白根）
黄芥子（カラシ）
松子（マツの実）
葡萄（ブドウ）
苹果（リンゴ）
枇杷（ビワ）
羅漢果（ラカンカ）
瓠子（ユウガオ）
蘿蔔（ダイコン）
山薬（ヤマイモ）
竹笋（タケノコ）
百合（ユリ）
石花菜（テングサ）
鶏胆（ニワトリの胆）
鶏肉（ニワトリの肉）
鯽魚（フナ）
白砂糖（サトウ）
氷砂糖（コオリザトウ）

蕎麦（ソバ）
大麦（オオムギ）
黄豆（ダイズ）
黒大豆（クロダイズ）
豌豆（エンドウ）
蚕豆（ソラマメ）
玉米（トウモロコシ）
榧子（カヤの実）
茉莉花（ジャスミン）
麦芽（バクガ）
扁豆（フジマメ）
甘草（カンゾウ）
高良姜（コウリョウキョウ）
火麻仁（ヘンプ麻の種）
萊菔子（ダイコンの皮を干した物）
陳皮（ミカンの皮を干した物）
藿香（カワミドリ）
砂仁（シュクシャの種）
肉豆蔲（ニクズク）
鶏内金（ニワトリの胃膜）
茘枝（ライチ）
竜眼肉（リュウガンニク）
梅（ウメ）
花生（ラッカセイ）
胡芦（ヒョウタン）
胡荽（シャンツァイ）
黄花菜（キバナフウチョウソウ）

表2-4 (つづき)

腎 49品 9.3%	小腸 14品 2.7%	胆 1品 0.2%	膀胱 13品 2.5%
食品	食品	食品	食品
栗子（クリ）	越瓜（シロウリ、アオウリ）	酸棗仁（サネブトナツメの種）	田螺（タニシ）
葡萄（ブドウ）	菠菜（ホウレンソウ）		蟾蜍（タニシの一種）
桑椹（カラグワ）	莴苣（レタス）		青蛙（アオガエル）
胡芦（ヒョウタン）	芋大（サトイモ）		玉米須（トウモロコシのヒゲ部分）
黄花菜（キバナアタチョウカ）	洋蘑菇（マッシュルーム）		茴蓝（コールラビ）
山薬（ヤマイモ）	赤小豆（アズキ）		鯰魚（ナマズ）
胡桃仁（クルミ）	郁李仁（ニワウメ、コウの種）		椒目（サンショウの実）
銀耳（シロキクラゲ）	冬瓜（トウガン）		獼猴桃（キウイ）
白果（ギンナン）	瓠子（ユウガオ）		西瓜（スイカ）
蓮子（ハスの実）	冬葵（フユアオイ）		枳殻（ミカンの一種）
天茱（オニバス、ミズビキ）	鶏内金（ニワトリの胃膜）		白芽根（チガヤの白根）
枸杞苗（クコの苗）	薤菜・空心菜（ショクナイ）		冬瓜（トウガン）
鶏内金（ニワトリの肝臓）	食塩		鶏内金（ニワトリの胃膜）
鴨卵（カモの卵）	落葵（フジナ）		
鴿肉（ハトの肉）			
鯉魚（コイ）			
鮎魚（ナマズ）			
墨魚（イカ）			
蚌肉（カラスガイ）			
河蝦（カワエビ）			
海参（ナマコ）			
海蜇（クラゲ）			
淡菜（カイの干物）			
食塩（ショクエン）			
黒大豆（クロダイズ）			
芝麻（ゴマ）			
小茴香（ウイキョウ）			
決明子（エビスグサ）			
獼猴桃（キウイ）			
黄魚（ニベ、イシモチ）			
蛤蜊（ハマグリ）			
青蛙（アオガエル）			
栗米（アワ）			
胡桃仁（クルミ）			
白果（ギンナン）			
蓮子（ハスの実）			
天茱（オニバス、ミズビキ）			
枸杞苗（クコの苗）			
鶏肝（ニワトリの肝臓）			
鴨肉（カモの肉）			
燕窩（ツバメの巣）			
鱘魚（タウナギ）			
醤油（ショウユ）			
花椒（サンショウ）			
八角茴香（ダイウイキョウ）			
昆布（コンブ）			
烏骨鶏（ウコッケイ）			
砂仁（ショウシャの種）			
鴨肉（カモの肉）			
桂皮（ニッキ）			
丁香（チョウジ）			
茯苓（ブクリョウ）			

第2章　自然の恵みを健康に食べる

胃　食品 119品　22.5%		大腸　食品 48品　9.1%
檳榔（ビンロウ）	麦（ヒシ）	番石榴（グァバ）
石榴（ザクロ）	甘蔗（サトウキビ）	越瓜（シロウリ、アオウリ）
桃（モモ）	南瓜（カボチャ）	菠薐（ホウレンソウ）
地瓜（サツマイモ）	苦瓜（ニガウリ）	萵苣（レタス）
土豆（ジャガイモ）	黄瓜（キュウリ）	馬歯莧（スベリヒユ）
竹笋（タケノコ）	絲瓜（ヘチマ）	芋头（サトイモ）
香蕈（シイタケ）	越瓜（シロウリ、アオウリ）	茶油（ツバキ油）
洋蘑菇（マッシュルーム）	菠菜（ホウレンソウ）	麻油（ゴマ油）
木耳（キクラゲ）	芹菜（セロリ）	豆油（ダイズの油）
鮑魚（アワビ）	韮菜（ニラ）	油菜子油（ナタネ油）
鱧魚（コクレン）	茼蒿（シュンギク）	郁李仁（ニワトコ、コウゾメの種）
蜆肉（シジミ）	包心菜（キャベツ）	板栗（クリ）
食塩（ショクエン）	芥蘭（カラシナ）	石榴（ザクロ）
胡椒（コショウ）	莴苣（レタス）	桃（モモ）
黍米（モチキビの一種）	扁豆（フジマメ）	杏（アンズ）
籾穀（ミカンの一種）	豇豆（ササゲ）	冬瓜（トウガン）
酸角（タマリンド）	刀豆（ナタマメ）	土豆（ジャガイモ）
代代花（ダイダイ）	茄子（ナス）	玉豆
大棗（ナツメ）	芋头（サトイモ）	洋蘑菇（マッシュルーム）
栗子（クリ）	地瓜（サツマイモ）	木耳（キクラゲ）
楊梅（ウメの一種）	笋（タケノコ）	黄豆芽（ダイズのもやし）
李（スモモ）	洋葱（タマネギ）	兎肉（ウサギの肉）
椰子（ヤシ）	大蒜（ニンニク）	胡椒（コショウ）
天花果（イチジク）	銀耳（シロキクラゲ）	黍豆（ダイズ）
木瓜（パパイヤ）	豆腐（トウフ）	酸角（タマリンド）
波蘿（パイナップル）	猪肉（ブタの肉）	火麻仁（ヘンプ麻の種）
橘（ミカン）	牛肉（ウシの肉）	胡桃仁（クルミ）
梨（ナシ）	羊肉（ヒツジの肉）	松子（マツの実）
柿子（カキ）	狗肉（イヌの肉）	椰子（ヤシ）
香蕉（バナナ）	鶏肉（ニワトリの肉）	柿子（カキ）
番茄（トマト）	鴨肉（カモの肉）	黄瓜（キュウリ）
猕猴桃（キウイ）	鶴鶉肉（ウズラの肉）	雍菜・空心菜（エンサイ）
芒果（マンゴー）	燕窩（ツバメの巣）	茄子（ナス）
西瓜（スイカ）	草魚（ソウギョ）	地瓜（サツマイモ）
哈密瓜（マクワウリ、メロン）	鮁魚（カツオ）	豆腐（トウフ）
蛤蟆（ハマグリ）	青魚（アオウオ）	鰹魚（カツオ）
芋芥（クロクワイ）	鱖魚（ケツギョ）	白芋根（チガヤの白根）
	銀魚（シラウオ）	鶏内金（ニワトリの胃膜）
	鱔魚（ライギョ）	花生（ラッカセイ）
	酒（サケ）	藕（レンコン）
	醤油（ショウユ）	
	醋（ス）	
	生姜（ショウガ）	
	葱（ネギ）	
	花椒（サンショウ）	青蛙（アオガエル）
	猪油（ラード）	赤砂糖（アカザトウ）
	糯米（モチ米）	茶叶（チャの葉）
	糯米（モチ米）	栗米（アワ）
	高粱（コウリャン）	雀麦（スズメノチャヒキ）
	薏苡仁（ヨクイニン）	荷叶（ハスの葉）
	芥麦（ソバ）	小茴香（ウイキョウ）
	大麦（オオムギ）	香薷（コウジュ）
	緑豆（エンドウ）	
	豌豆（エンドウ）	
	蚕豆（ソラマメ）	
	玉米（トウモロコシ）	
	昆布（コンブ）	
	茉莉花（ジャスミン）	
	佛豆（ブッシュカン）	
	扁豆（フジマメ）	
	蜜柑（ラッキョウ）	
	丁香（チョウジ）	
	甘蔗（カンショウ）	
	高良姜（コウリョウキョウ）	
	茱萸子（カブトジノミ）	
	薔薇（ショウビ）	
	砂仁（シュクシャの種）	
	肉豆蔲（ニクズク）	
	白芷（ビャクシ）	
	蜂蜜（ハチミツ）	
	食塩（ショクエン）	
	甜杏仁（アーモンド）	
	櫻仁（カヤの実）	
	桃仁（モモの種）	
	梅（ウメ）	
	落葵（ツジナ）	
	烏梅（ウメの種を干していぶした物）	

値を示し，次に胃の表裏関係にある脾が15.4％，次に五行学説で脾を克するといわれる肝が12.3％と高い数値を占めている。

中国医学の基礎理論では，脾・胃は「後天の本」といわれ，人間の健康を維持する栄養は脾・胃と関係が深いと考えられている。五行学説によると脾・胃の味は甘味とされ，甘味は脾・胃の働きを調節する。これらから，薬膳に使用される食材は脾・胃の働きと重要な関係をもつことが示唆される。参考までに，図2-1に五行の関係図を示した。中国医学では五行色体表と呼ばれ，相生（お互いに生み出す）・相克（お互いに制約する）の関係から臓腑との相関を考えてみたい。

たとえば，春に怒ったりイライラすると肝が傷つく，肝と筋は関係があり，五竅は目で肝と関係があり，五味では肝と関連する味は酸である。そのため，肝の働きを保つには酸味が必要であり，摂りすぎても足りなくてもよくないといわれる。酸味を食べたい時は肝の機能が低下しているので注意が必要だという。

陰陽五行学説を理解して，薬膳食材を応用すれば疾病の治療効果が高まる可能性があると考えられる。

食材と帰経に関してはまだ未知な部分が多いが，薬膳食材を選択する場合の判断の一要素として考慮するとよい。また，人体の内と外は，経路によって通じているため，内臓に何か疾患があると体表に反応が現れると考えられている。

食療食材，食療中薬を簡便に使用できるように中国医学の基礎理論に従って，四性，五味，帰経に分類し，次のことを明らかにした。
① 四性では，穏やかな平の食材がほぼ38％と多い。
② 五味では，甘味が約58％を占める。
③ 帰経では，脾15.4％，胃が約22.5％である。

このように，薬膳に使用される食療食材と食療中薬は脾・胃と重要な関係をもつことが示唆され，中国医学の基礎理論に基づいていることが明らかと

なった。今回，分類した基礎資料は，疾病の予防や健康増進をはかる食事を作るうえで非常に有効である。

なお参考までに薬膳食材を調理に用いる方法として，中国で実施されている方法を述べる。まず薬膳を作る場合は対象者の体質を考慮して剤型を選ぶことが重要である。
① 温剤…食材の上に水をひたひたに入れて煎じる。
② 飲料…食材を煎じて蜂蜜を入れて味をつける。
③ 酒剤…食材を白酒，黄酒に漬けた薬酒を作る。
④ 散剤…食材を炒めて乾燥後粉にする。お湯と調味料を入れ，のり状に作る。
⑤ 米飯…粳米，餅米と一緒に煮るか蒸して作る。
⑥ 粥食…粳米，餅米と一緒に粥を作る。
⑦ 湯羮…野菜，肉入りスープで澱粉で濃度をつける。
⑧ 菜希…日常の家庭料理に食材を入れる。
⑨ 蜜膏…食材の煎汁を濃縮して蜂蜜を入れて軟膏状に作る。
⑩ 蜜銭…果物を煮て蜂蜜，砂糖で漬ける。
⑪ 糖果…砂糖，赤砂糖で結晶を出した薄荷糖のようなもの。
⑫ 点心…お菓子やワンタンなどに入れる。

4. 四季と薬膳

中国では，いわゆる暦上の立春，立夏，立秋，立冬を区切りとして，四つの季節に分類する。そして，中国医学では，これら四季の気候の変化は人間に大きな影響を与えるものとして，かなり重要視している。

ところで，自然現象の変化には「風，寒，暑，湿，燥，火」の六つがあり，これらを中国医学では「六気」と呼ぶ。「暑」や「熱」は気温が上昇することをさし，その時におこる空気の対流が「風」である。そして，暑・熱が亢進すると「火」になり，一方，気温が低下するのは「寒」。湿度が増加する

と「湿」に，低下すると「燥」になる。

それぞれの季節には特徴的な六気があって，これをその季節の「主気」と呼んでいる。春は風，夏は暑，長夏（梅雨の時期）は湿，秋は燥，冬は寒である。

気候の変化が異常であったり，六気の変化が強く現れた場合（たとえば夏が異常に暑い），また，季節はずれの気候だったりする場合（冬なのに春のように温かい，など）は，六気が「六淫」に転化して，人間に障害を与えるといわれている。そのため，中国医学では，六淫のことを「六邪」とも呼んでいる。

(1) 春の薬膳

春の主気は「風」である。「四季はみな風有り」とか，「風は百病の長なり」といわれ，風は体を侵すことが多いとされている。健康な状態であれば，問題はないが，抵抗力が弱くなると，人間を発病させる邪気となる。それが風邪である。

風邪は，上昇や外向きの性質をもっているので，体の上部，つまり，頭，鼻，咽喉などを侵すといわれている。

これを抑えるには，発汗作用の食材である，寒涼性で辛味の薄荷(ハッカ)や，温熱性で辛味の韮菜(ニラ)，生姜(ショウガ)，葱(ネギ)などが効果的である。

また，春は万物の芽吹きと成長の季節。発散作用のある食材に，新鮮な野菜，たとえば菜の花，芦笋(アスパラガス)，芹(セリ)，豌豆(エンドウ)，竹笋(タケノコ)など，また旬の魚介類である白魚，鯛，鱮，蛤(ハマグリ)などを取り入れて調理することが望ましい。

(2) 夏の薬膳 （表2-5）

夏季の特有の自然条件は「暑」で，この季節は陽気が盛んになる。盛んになりすぎて体調が乱れた状態になったり，抵抗力が落ちた時に「暑邪」に侵されることを，暑気あたりといっている。

また，夏は「暑」に加えて「湿」の邪にも注意しなければならない。

予防と治療には，清熱が必要。とくに，寒性，涼性の食材が効果的である。

第2章 自然の恵みを健康に食べる

表2-5 夏季の薬膳（4～5人分）

【鯛の虫草香り蒸し】

〈材料〉

鯛（500 g）	1尾
塩	5 g
冬虫夏草	10 g
根深ねぎ	20 g
生姜	20 g
黒茸	30～50 g
黄酒	30 cc
砂糖	5 g
塩	5 g

〈作り方〉
① 鯛はうろこと内臓を取り，きれいに洗って塩で下味をつける。
② ①の鯛に3～4ヵ所切り込みを入れ，そこに冬虫夏草をはさむ。
③ 器に②と根深ねぎ，しょうが，もどした黒茸を入れ，調味料と一緒に15分蒸す。

【山芋と牛肉の二黒炒め】

〈材料〉

山芋	200 g
牛肉	200 g
黒こしょう	少々
黒胡麻	15 g
塩	4 g
ごま油	15 cc
油	15 cc
しょうが	15 g
にんにく	20 g
赤唐辛子	2本
紹興酒	適宜

〈作り方〉
① 山芋は皮をむき，5 mm幅の輪切りにする。
② 牛肉はうす切り，黒こしょうは粗びきしておく。
③ 鍋に油を入れ，しょうが，にんにく，赤唐辛子を熱し，牛肉，山芋を炒め，黒胡麻，紹興酒，塩，黒こしょうで味を整える。

【胡桃（クルミ）と黒胡麻のカリントウ】

〈材料〉

胡桃	150 g
砂糖	100 g
塩	2.5 g
黒胡麻	適宜
香油	25 cc

〈作り方〉
① 胡桃は油通しをする。
② 鍋に砂糖，塩と水50 ccを入れ火にかけ，あめを作る。
③ あめが糸を引いてきたら胡桃を入れ，からめてから黒ごまを入れる。仕上げにごま油をたらす。

【麻婆豆腐】

〈材料〉

豆腐（もめん）	450 g（1.5丁）
豚ひき肉	120 g
油	45 cc
豆鼓	10粒
根深ねぎ	100 g（1本）
しょうゆ	30 cc
塩	少々
豆板醤	15 cc
甜面醤	30 cc
スープ	100 cc
片栗粉	18 g
ごま油	適宜
赤唐辛子	2本

〈作り方〉
① 豆腐は2 cm角に切る。
② 豆鼓，根深ねぎはみじん切りする。
③ 鍋に油を熱し，豚ひき肉を入れ，ほぐすようにして炒める。
④ ③に調味料を入れて軽く炒め，①を水気を切って入れて炒める。
⑤ ④水溶き片栗粉でとろみをつけ，最後にごま油を入れ，器に盛り，小口切りした赤唐辛子をのせる。

【冬瓜のハムの博多蒸し】

〈材料〉

冬瓜	1/4個
ロースハム	150 g
スープ	30 cc
酒	10 cc
塩	3 g
鶏油	少々
片栗粉	小さじ1/2

〈作り方〉
① 冬瓜の皮は包丁の背でこそぎ，4等分に切り，種を取る。
② ハムは冬瓜の大きさに合わせて切り，冬瓜に5 mm幅の切り込みを入れてはさむ。
③ ボールに隙間がないように詰め，調味料と一緒に蒸す。
④ 蒸し上がったら，器にふせるように返して，蒸し汁は鍋に取り水溶き片栗粉でとろみをつけてからかける。

夏に旬を迎える西瓜(スイカ),甜瓜(メロン,ウリ)などの果実や黄瓜(キュウリ),番茄(トマト),南瓜(カボチャ)などが最適である。また,これらの夏野菜には水分が多く,ビタミンやミネラルの補給もできる。

とくに夏は,食欲不振や体力の消耗が激しく,胃腸機能も低下しやすい。したがって,脾や胃経に入る鰻,蜂蜜,大棗(ナツメ),豆腐など,口当たりがよく,また栄養豊富な食材が理想的である。

(3) 長夏の薬膳

長夏は湿度の高い時期である。住居の水はけが悪く,湿度が高くなったり,水中での仕事が長い人や乾燥していない衣類を身につけていた場合などは,体が湿を感受して,湿邪によって疾病になることがある。

湿邪の特徴は重濁で下向き。体が重苦しい,浮腫ができる,下痢をするなどの症状がある。

効果的な食材は,清熱利潤作用のある寒性のものである。たとえば,西瓜(スイカ),緑豆(リョクトウ),薏苡仁(ヨクイニン),冬瓜(トウガン)などが体内にたまっている水分を,尿として除去してくれる。

(4) 秋の薬膳

魚介類では,脂ののった鯖,鰯,秋刀魚,鯵など,果物では,柿,葡萄(ブドウ),梨,苹果(リンゴ),橘(ミカン),野菜では,里芋,地瓜(サツマイモ),山芋,そして新米と,秋は何を食べても美味しい季節である。

しかし,秋季の自然条件は「燥」。大気が乾燥しているので,肺や気管支が障害を受けたり,口,鼻,咽喉,皮膚がかさついたり,毛髪がぱさついたり,などの疾病が多くなる。また初秋には,夏の温熱と結合した「温燥」,晩秋には,冬の寒涼と結合した「涼燥」が多くなる。

この時期には,大自然の「気」を大きく吸収して,体のバランスを調整することが大切である。食材では,肺経に入る梨,柿,橘(ミカン)(ミカンの一種),葡萄(ブドウ),苹果(リンゴ)などの旬の果物,また野菜では,山芋,百合根,蓮根など,そして蜂蜜が効果的である。

表 2-6　冬季の薬膳（4～5人分）

【揚州香り炒飯】

〈材料〉

白飯	900 g
かに	50 g
乾しいたけ	10 g（3 枚）
たけのこ	60 g
ハム	60 g
根深ねぎ	3 本
グリンピース	50 g
┌ 塩	7 g
│ 酒	15 cc
│ 水	15 cc
└ こしょう	少々
卵	2 個
┌ 砂糖	少々
└ 塩	少々

〈作り方〉
① ハム、たけのこ、もどしたしいたけは 1 cm 角に切る。根深ねぎは粗みじんに切り、かにはほぐして軟骨を取る。
② 卵は調味して、いり卵にする。
③ 鍋に油を熱し、①の根深ねぎ以外の材料を炒め、白飯を加え、切るように炒める。
④ 最後に根深ねぎを加え、調味する。器に盛り、グリンピースと卵を上に飾る。

【牛肉の五香焼き】

〈材料〉

┌ 牛もも肉	400 g
│ カレー粉	大さじ 1
│ パプリカ	小さじ 1/2
│ 黒こしょう	少々
│ チリパウダー	少々
│ 桂皮	少々
└ 塩	5 g
Ⓐ ┌ しょうゆ	大さじ 5
│ 砂糖	大さじ 3
│ 酒	大さじ 2
│ ごま油	大さじ 2
│ 根深ねぎ	大さじ 5
│ にんにく	大さじ 1
│ 白ごま	大さじ 2～3
└ 赤唐辛子（粉）	大さじ 1/2
炒め油	適宜
Ⓑ ┌ レタス	1/3 個
│ サラダ菜	1/2 個
└ かいわれだいこん	1/2 パック

〈作り方〉
① もも肉に塩と香辛料をつけて 5 分置く。
② 根深ねぎ、にんにくはみじん切りして、Ⓐ調味料と合わせてタレを作っておく。
③ 鍋を熱し、①を表面だけ強火で焼き、220℃のオーブンで 8 分焼く。
④ 皿にⒷ野菜を敷き、上に③の薄く切った肉を盛る。

【杜仲の肉団子スープ】

〈材料〉

杜仲	4 g
水	150 cc
鶏ひき肉	120 g
Ⓐ ┌ 塩	1 g
│ こしょう	少々
│ 卵白	15 g（1/2 個）
│ 牛乳	30 cc
│ しょうが汁	少々
└ 片栗粉	3 g
Ⓑ ┌ 乾しいたけ	3 枚
│ 根深ねぎ	1～2 本
│ 豆腐	200 g（1/2 丁）
│ たけのこ	40 g
└ はくさい	300 g（3 枚）
スープ	800 cc
油	30 cc
Ⓒ ┌ 豆板醤	大さじ 1
│ 塩	1.6 g
│ オイスターソース	小さじ 1～2
└ 砂糖	3 g（小さじ 1）
ごま油、辣油	少々

〈作り方〉
① 杜仲を水に漬け、20 分煮る。
② 鶏ひき肉にⒶ調味料を加えよく混ぜる。
③ 鍋に油を熱し、Ⓑの切った材料を炒め、スープをそそぎ、冷たいうちに②を丸めて入れる。
④ ③が沸騰したらⒸ調味料を入れる。

【香茶葉の卵】

〈材料〉

Ⓐ ┌ 烏龍茶	大さじ 1～2
│ 大茴香（八角）	1 個
│ 卵	10 個
│ 桂皮	10 g
│ 花椒	小さじ 1
│ しょうゆ	60 cc
│ 塩	5 g（小さじ 1）
└ 砂糖	18 g（大さじ 2）
サラダ菜	適量

〈作り方〉
① 卵は卵黄が中心になるように固ゆでにし、殻をたたいてひびを入れる。
② 鍋にⒶの材料を入れ、卵に色がつくまで、20 分煮る。
③ 煮汁が冷めたら取り出して殻をむき模様が生かせるように切り、サラダ菜を敷いて盛る。

【ソフト鶏肉揚げ】

〈材料〉
若鶏下もも肉	8本(80gのもの)
塩	5g(小さじ1)
こしょう	少々
しょうゆ	100cc
酒,みりん	各50cc
五香粉	少々
八角	1/2個
しょうが	10g
根深ねぎ	10g
揚げ油	適宜
サニーレタス	1/2株
トマト	1個
きゅうり	1本

〈作り方〉
① もも肉を調味料,根深ねぎ,しょうがの中に漬け込み30分蒸す。揚げる前につけ汁を切って片栗粉をまぶす。
② 160℃の揚げ油に鶏肉を入れて,きつね色に揚げる。
③ 器にレタスを敷き,②を盛ってトマト,きゅうりを飾る。

【ヘルシー豆乳ゼリー】

〈材料〉
寒天	4g(1/2本)
豆乳	200cc
水	300cc
砂糖	50g
水	200cc
砂糖	75g
レモン汁	15cc
いちご	適宜
キウイフルーツ	適宜
黄桃	適宜

〈作り方〉
① 寒天は水にもどし,分量の水を加えて火にかけ,煮溶けたら砂糖を加えて1/4量煮詰め,豆乳を混ぜ合わせ器に流し,冷やし固める。
② シロップは水と砂糖を加え煮溶かし,冷ましてレモン汁を加える。
③ ①が固まったら包丁でひし形に切り,②のシロップを注ぐ。
④ 飾りに好みのフルーツをのせてもよい。

(5) 冬の薬膳（表2-6）

冬季の自然条件は「寒」。人体の表面の比較的浅いところで,寒邪を受けやすい。

たとえば手足が冷えたり,人体の気や血のめぐりが滞って痛みが現れたりする。また,冷えると人体の表面が収縮し,熱が外へ出にくく,悪寒や発熱の症状が起こりやすくなる。

予防には,熱性や温性の食材が効果的である。腎経に入って滋養・強壮効果があったり,また体を温める効果のある胡桃仁(クルミ),枸杞子(クコ),白果(ギンナン),海参(ナマコ),大豆,黒胡麻,栗,山芋,烏骨鶏(ウコッケイ),桂皮(ニッキ),などが適している。

これらを,冬野菜の代表選手である夢卜(ダイコン),胡夢卜(ニンジン),牛蒡(ゴボウ)などと組み合わせて調理することが好ましい。

引用文献

三成由美・徳井教孝・福本あずさ・朱銀勝・郭忻・菅原龍幸．2000．中国薬膳調理のための食材分類．日本食生活学会誌　11(3)：277-288．

三成由美．2002．自然の恵みを健康に食べる―薬食同源を基本にしたヘルシーメニューを食卓へ―．pp. 45-71．松尾英輔・正山征洋（編著）．『植物の不思議パワーを探る―心身の癒しと健康を求めて―』（九州大学出版会，福岡）．224ページ．

第3章
薬膳パンによる骨粗鬆症予防の可能性

徳井教孝

1. はじめに

　1987年に行われた厚生省シルバーサイエンス研究「老人性骨粗鬆症の予防および治療法に関する総合的研究班」の報告によると，年間の新発生大腿骨頚部骨折患者数は53,000人，発生率は女性が男性の2.0～2.5倍高率であり，女性の70～74歳で28/10,000人，85～89歳では153/10,000人となっている（折茂・細田，1989）。5年後の医療機関を対象にした全国調査では，年間新発生患者数が80,000人と推計され，徐々に増加傾向にあることが指摘されている（橋本ら，1994）。人口の高齢化により患者数はますます増えることが予想され，その予防対策は重要課題となっている。

　骨密度は小児期から成人期にかけ増加し30歳前後で最大骨量を示し，以後徐々に減少する。とくに，女性では閉経後に急速に低下する。このような事実から，骨粗鬆症の予防は，a）最大骨量をできるだけ多くする，b）骨量の減少をできるだけ遅らせるという2点が重要となる。前者は当然若年者を対象に行う対策であり，後者は若年者も含め，とくに現在閉経期を迎えている中高年者を対象に行えば骨粗鬆症予防につながると考えられる。

　骨量の減少をできるだけ防ぐためには，骨量減少の危険因子への対策が鍵となる。危険因子として，カルシウム摂取不足，ビタミンD摂取不足などの食事要因，運動不足や安静臥床など身体活動要因のほか，喫煙，飲酒などが

報告されている（伊木，1994）。これまで行われてきた主な対策としては，カルシウム摂取や運動の指導である。しかし，カルシウム摂取は現在所要量にも達せず，長期間カルシウムを所要量摂取することは困難となっている。

そこで，現在の摂取量を維持しながら骨密度を維持させるために，中医学の理論に基づく栄養プログラムを開発した。このプログラムの基礎理論は，骨に影響する腎機能を高める食品を食べるというものである。そこで，一般住民を対象に腎機能を高める食品を食べてその効果を調べる研究を行った。骨は約2年程度経過しないとその変化は測定できない。そこで，短期間に骨への影響をみることができるように，本研究では骨代謝に関連するインスリン様成長因子Ⅰ（Insulin-like growth factor I，以下 IGF-I），インスリン様成長因子結合タンパク質3（Insulin-like growth factor binding protein 3，以下 IGFBP 3），骨代謝マーカーである血清オステオカルシンを調べて食品を食べた効果を判定した。

2．対象者と方法

対象者は，1998年9月に福岡県S町の骨検診を受診し，本研究の主旨に同意した50～69歳の女性277名である。

対象者277名の腎機能を調べたところ，腎陰虚58名，腎陽虚83名，平136名であった。腎陽虚83名のなかから無作為に58名を選定し，腎陰虚，腎陽虚と判定された各58名の対象者に対して，前者には黒大豆，黒ゴマ，クコ，後者には桂皮，胡桃，クコを配合した薬膳パンを製造した。これらのパンを1日1枚食べれば必要量が摂れるような大きさにし，2週間ごとに宅配便で対象者に配布した。薬膳パンを食べた期間は1998年10月中旬から1999年1月中旬までの3ヵ月間であり，食べる前と食べた後に健康調査を行った。

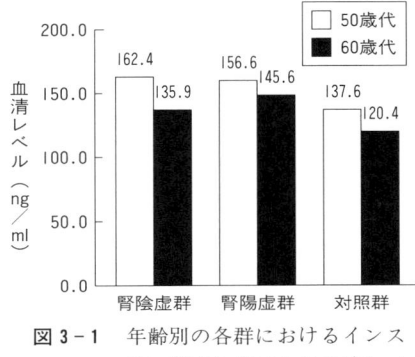

第3章　薬膳パンによる骨粗鬆症予防の可能性

図3-1 年齢別の各群におけるインスリン様成長因子Ⅰの血清レベル

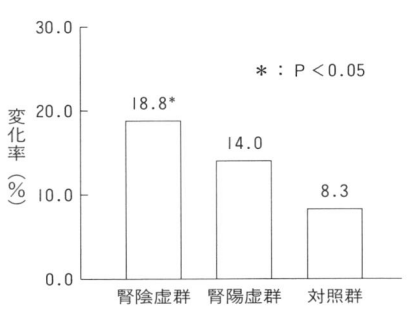

図3-2 薬膳パン摂取前後におけるインスリン様成長因子Ⅰの血清レベルの変化率

3．薬膳パンの効果

　第1回調査，第2回調査ともデータが得られた者は，腎陰虚49名，腎陽虚52名，平66名であった。第1回調査時点における血清IGF-Iの値を年齢別に図3-1に示した。50歳代は60歳代より若干高い値であった。両年代とも対照群（平群）の値がもっとも低い値を示した。

　次に各群における血清IGF-Iの変化率を図3-2に示した。腎陰虚群，腎陽虚群の変化率はそれぞれ，18.8％，14.0％であり，対照群の8.3％に比べ，腎陰虚群で明らかに高い値となった。腎陽虚群も対照群に比べ高値を示したが明らかな差はみられなかった。

　骨形成マーカーである血清オステオカルシンの変化率をみると，腎陰虚，腎陽虚，対照群でそれぞれ，-6.2，-12.4，-15.8％であった（図3-3）。腎陰虚群，腎陽虚群とも対照群に比べ，変化率は小さく，とくに腎陰虚群では対照群と比べ明らかに差が認められた。

　最後に血清IGFBP3の変化率を図3-4に示した。腎陰虚群，腎陽虚群，対照群の変化率はそれぞれ4.2，4.0，1.6％であり，腎陰虚群，腎陽虚群とも対照群に比べ若干高値を示したが，明らかな差はみられなかった。

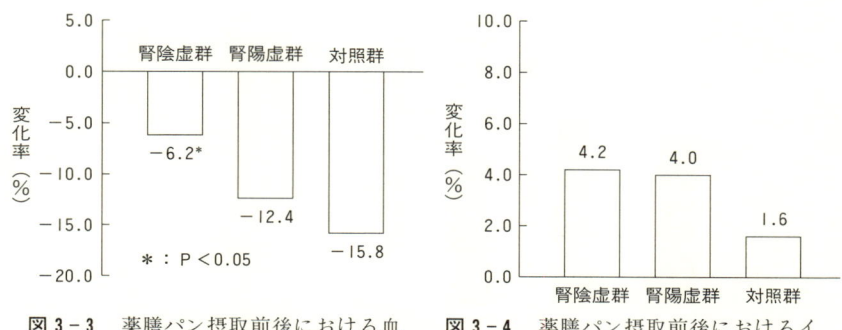

図3-3 薬膳パン摂取前後における血清オステオカルシンの変化率

図3-4 薬膳パン摂取前後におけるインスリン様成長因子結合タンパク質3の血清レベルの変化率

　血清IGF-Iは年齢とともに減少し，骨代謝に関連している（Rosen, 1999）。Langloisら（1998）によると425名の高齢女性を対象に，身体の数箇所の骨密度を測定し，その値と血清IGF-I値に正の相関がみられた。また，Bauerら（1998）も9,704名の女性を追跡した研究で，血清IGF-Iが低値の者はそうでない者に比べ大腿骨頚部骨折のリスクが高いことを明らかにしている。

　これらの研究成果をもとに考えると，今回得た結果，すなわち，血清IGF-Iが薬膳パンを食べたグループでは対照群に比べて明らかに増加したことは，薬膳パンに含まれている食品が骨密度を上昇させる可能性を示唆する。

　また，骨形成マーカーである血清オステオカルシン値の減少率が，腎陰虚群，腎陽虚群で対照群に比べ小さかった。この結果は，薬膳パンを食べると，骨形成能が低下しにくくなることを示唆している。しかし，血清オステオカルシンは，特異的に骨形成能を反映していないという報告もあり（中村，1995），薬膳パンを食べることが骨密度に影響するかどうかは現時点では不明である。

　血清IGFBP3に関しては，腎陰虚群，腎陽虚群，対照群で差はみられなかった。血清IGFBP3と骨に関するこれまでの研究をみると，Hedstromら（1999）やSugimotoら（1997）の報告では骨折患者と健常者の血清

IGFBP 3 値を比較して，骨折患者では血清 IGFBP 3 は低値を示している。一方，骨粗鬆症患者や骨折患者と健常者における血清 IGFBP 3 値には差がみられないという研究結果もある（Kassem ら，1994；Rosen ら，1992）。

筆者の研究では腎陰虚群，腎陽虚群，対照群のいずれについても，少なくとも薬膳パンを食べた後で血清 IGFBP 3 の値は上昇しなかったところから，薬膳パンを食べても血清 IGFBP 3 を介しての骨への影響はないと考えられる。

4. おわりに

骨粗鬆症は高齢化社会における健康問題の重要課題の一つである。その予防には若い時代から健康的な食生活をおくる必要があり，また，それを維持していかなければならない。日本の国土はもともとカルシウムが少ないため，これを食物から摂るだけでは必要量 600 mg／日を充たすことは難しい。したがって，カルシウム摂取に努める一方で，他の方法で骨量を増加させる食習慣を取り入れることも重要である。食療中薬による骨粗鬆症予防は始まったばかりであるが，今後，この効果を確証するとともに，多くの住民の方がこのような食物も日常生活に積極的に取り入れていけるように，調理技術，メニューなどの開発も同時に行っていく必要がある。

引用文献

Bauer, D.C., C. Rosen, J. Cauley and S.R. Cummings (for the SOF Research Group). 1998. Low serum IGF-I but not IGFBP-3 predicts hip and spine fracture: The study of osteoporotic fracture. Bone 23: 561.

橋本 勉・笠松隆洋・清水教永．1994．骨粗鬆症の早期発見—骨折の予防．公衆衛生 58 (6)：383-386.

Hedstrom, M., M. Saaf and N. Dalen. 1999. Low IGF-I levels in hip fracture patients. A comparison of 20 coxarthrotic and 23 hip fracture patients. Acta Orthop. Scand. 70 (2): 145-148.

伊木雅之．1994．骨量減少のリスクファクター．公衆衛生 58 (6)：387-390.

Kassem, M., K. Brixen, W. Blum, L. Mosekilde and E.F. Eriksen. 1994. No evidence for reduced spontaneous or growth-hormone-stimulated serum levels of insulin-like growth factor (IGF)-I, IGF-II or IGF binding protein 3 in women with spinal osteoporosis. Eur. J. Endocrinol. 131 (2) : 150-155.

Langlois, J.A., C.J. Rosen, M. Visser, M.T. Hannan, T. Harris, P.W.F. Wilson and D.P. Kiel. 1998. Association between insulin-like growth factor 1 and bone mineral density in older women and men : The Framingham heart study. J. Clin. Endocrinol. Metab. 83 : 4257-4262.

中村利孝．1995．骨代謝マーカー．pp. 51-60．福永仁夫・中村利孝・松本俊夫（編）．『骨代謝マーカーの測定とその意義』（メディカルレビュー社，東京）．

折茂 肇・細田 裕．1989．大腿骨頚部骨折全国頻度調査報告（1987年）．日本医事新報 3420：43-45．

Rosen, C.J. 1999. Serum insulin-like growth factors and insulin-like growth factor-binding proteins : Clinical implications. Clinical Chemistry 45 (8B) : 1384-1390.

Rosen, C., L.R. Donahue, S. Hunter, M. Holick, H. Kavookjian, A. Kirschenbaum, S. Mohan and D.J. Baylink. 1992. The 24/25-kDa serum insulin-like growth factor-binding protein is increased in elderly women with hip and spine fractures. J. Clin. Endocrinol. Metab. 74 (1) : 24-27.

Sugimoto, T., K. Nishiyama, F. Kuribayashi and K. Chihara. 1997. Serum levels of insulin-like growth factor (IGF)I, IGF-binding protein (IGFBP)- 2, and IGFBP-3 in osteoporotic patients with and without spinal fractures. J. Bone Miner. Res. 12 (8) : 1272-1279.

徳井教孝．2002．薬膳パンによる骨粗鬆症予防の可能性．pp. 73-78．松尾英輔・正山征洋（編著）．『植物の不思議パワーを探る―心身の癒しと健康を求めて―』（九州大学出版会，福岡）．224 ページ．

第4章
中国巴馬県における長寿食を探る

徳井教孝

1. はじめに

　中国の巴馬県に住む瑶族は，長寿の人が多いことで知られている。筆者はこの地域を訪ね，長寿と食生活との関係を探る機会をえたので，その概要を紹介しよう。私たちの食生活のヒントになれば幸いである。

2. 長寿者の多い巴馬県の地理と人々の暮らし

　巴馬県（巴馬はパーマと読む）のある広西省は，東は広東省，西は雲南省，南はベトナムの国境に接している（図4-1）。省都は人口100万余りの南寧で，香港から飛行機で約1時間，南シナ海まで車で4時間の内陸の小都市である。巴馬県は南寧から北西300kmに位置し，車で約7時間の行程。年平均気温は19〜21℃で酷暑厳寒はなく，非常に温和である。
　広西省には11の少数民族が住んでいる。巴馬県は瑶族の自治地区となっているが，瑶族の人口がもっとも多いわけではない。1990年の人口データによると人口は約23万人で，その内訳は，多い順から壮族15万人，漢族3万5千人，瑶族3万3千人となっている。100歳以上の人の人口に対する割合をみると，人口10万人当たり，瑶族が79.4，壮族が19.6，漢族が15.6と，瑶族が非常に高い値を示していた。このことから，巴馬県は長寿地域と

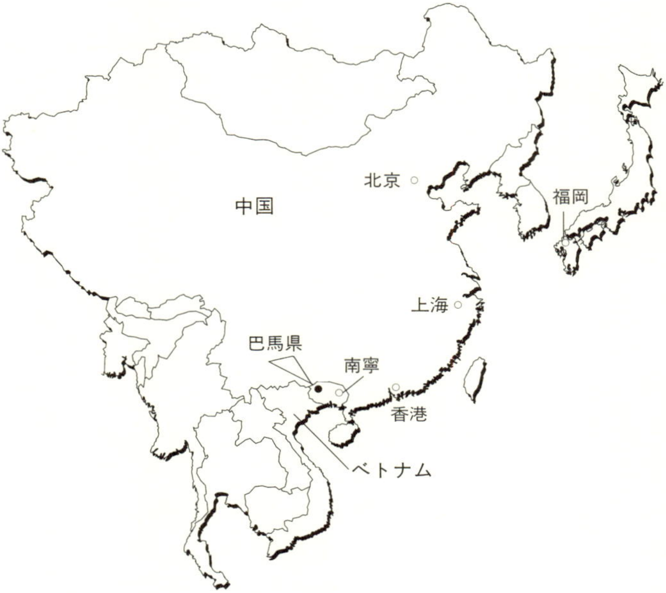

図4-1 調査した広西壮族自治区巴馬県の位置

して知られている。

　家屋の多くは，基本的には1階が牛や豚の家畜小屋，2階が住居となっている。2階で食事をし，食べ物の残りや出来の良くないトウモロコシは，床の隙間から1階に落とし，家畜の餌になり，生ごみはでない。また，毎日食べる主食のトウモロコシは残った芯を乾かして調理の燃料に使う。このように人々の生活には一つも無駄がない。

3. 毛髪に含まれる炭素と窒素の同位体分析による食習慣調査 (Tokui ら, 2000)

(1) 毛髪分析の歴史と原理

1978年，ケープタウン大学の N. Van Der Mewre が北米の先史インディ

アンの骨の炭素同位体を分析し，^{13}C 濃度がおよそ 1,000 年前から増大していることを報告した。歴史的には，この頃からインディアンは採集狩猟生活からトウモロコシ栽培を基盤とした農耕文化へと移行していることがわかっている。トウモロコシに ^{13}C が多く含まれていることから，炭素同位体分析（炭素には ^{13}C と ^{12}C がある。^{12}C に対する ^{13}C の割合を調べることを同位体分析，この比率を同位体比（率）といい，δ^{13}C で表す）によって農耕伝播を科学的に証明できることが明らかとなった。これ以後，人類学，考古学の分野で同位体分析が注目されるようになった。

一方，人が毎日何を食べているかを客観的に測定する方法は現在ない。そこで，5,000 年前の食生活の状況が検証できる同位体分析であれば，現代の食生活の内容もある程度客観的にわかるのではないかと考え，同位体分析を行っている北海道大学大学院地球環境科学の南川雅男教授に相談し，今回の食習慣調査に活用した。

この分析方法の原理は次のとおりである。

動物の体組織は，何種類ものアミノ酸からなるタンパク質が主成分である。それらに含まれる炭素と窒素はいずれも天然に存在する安定同位体元素を含み，同位体組成は動物が摂取した食物の同位体組成によって決定されていることが知られている。こうした分析が可能なのは，食物によって同位体組成が異なるからである。このことは人の体組織にも当てはまり，毛髪の炭素同位体と窒素同位体は食生活のなかで利用されてきた食物の種類と利用割合に決定されることになる。

簡単にいえば，毛髪に含まれる炭素と窒素の同位体の比率がわかれば，その個体が食べている食物の同位体比を算出することができ，その値から食べた食物の種類を推定することが可能となる（Minagawa, 1992）。ただし，これは日本の食物で検討された結果であるが，これまでの研究から中国の人の毛髪分析にもほぼ使えることが判明しているので，この式を用いて検討した。

(2) **毛髪の同位体と食習慣の関係**

これまでの研究で毛髪の同位体比が長期の食生活状況を反映していること

が明らかとなっている。4ヵ月間日常の食事をした日本人を対象とした報告では，日頃の食事習慣を維持していれば，同位体比はほとんど変わらない（南川ら，1986）。また，Tieszenら（1992）は，動物の餌を$\delta^{13}C$の高いトウモロコシからそれが低い小麦に完全に代えて，毛髪，脳，筋肉，肝臓，脂肪組織中の$\delta^{13}C$の変化を調べた。その結果，肝臓の$\delta^{13}C$がもっとも早く低下し，毛髪のそれの低下は四つの組織のなかでもっとも遅かった。このことは，毛髪の同位体比は過去の食生活をよく反映していることを示唆する。

(3) 住民の食生活と炭素および窒素の同位体比

陳所長（広西省壮族自治区巴馬県長寿研究所）らの協力を得て，瑶族，壮族の少数民族と漢族の村落の各家庭で，前日の朝，昼，夜に食べた食物を尋ね（24時間思い出し法），主に日常食べている料理品について調べた。3日間にインタビューした人は80歳から107歳までの22人（男性7人，女性15人）であった。

また，同位体分析に用いた毛髪は長さ約4cm程度，約50本程度（1人当たり）を，採取の同意を得た4歳から107歳の69人から採取した。小児を含めた理由は小児期の食事も同時に調査するためである。参考までに日本の長寿県である沖縄県の高齢者3人の毛髪についても調べた。

① 食生活

1日の食生活をみると，主食が3食ともトウモロコシ，または，米の粥(かゆ)であるが，民族によってやや異なり，瑶族・漢族の主食はトウモロコシ粥，壮族のそれは米粥であった。副食は，季節の葉野菜，野草などを鍋に入れ，油（大豆油や火麻仁）と水と塩で炒め煮した料理が多かった。3食とも主食，副食は同じであり，動物性の食物はみられなかった。

これらは24時間思い出し法による食事内容であるが，日常の摂取状況を尋ねると，主食，副食のいずれも1年を通してあまり変わらなかった。すなわち，日常の食事には動物性の食物はほとんどみられず，穀菜食が基本的な食生活であった。また，小児の食生活は他の家族と同じ内容であった。

インタビューで得られた1日の食物から栄養価を計算してみると，1日の

エネルギー摂取の平均値は男性で766 kcal，女性で699 kcal，タンパク質の平均値は男性で18.8 g，女性で15.6 gであった。24時間思い出し法で得られた食物のなかに動物性の食物がないことからみると，これらのタンパク質はすべて植物性タンパクである。

② 毛髪に含まれる炭素と窒素の同位体比

毛髪の同位体比の範囲と平均値をみるとδ^{15}Nは8.41〜11.15‰（パーミル＝1/1,000），平均9.66‰であり，民族間でのちがいはほとんどみられなかった（図4-2）。一方δ^{13}Cをみると，その範囲は，−15.28〜−22.52‰と分布の幅が広く，民族によってかなり異なる傾向がみられた。

同位体比と年齢の関係をみると，まず，δ^{15}Nでは，民族別の分布の差は明らかでなく，年齢別においても大きな差はなかった（図4-3）。一方δ^{13}Cでは，−20‰を境に瑶族と漢族の分布はこれより大きい値に，壮族はこれより小さい方に分布したが，各群とも年齢別には大きな差はみられなかった（図4-4）。

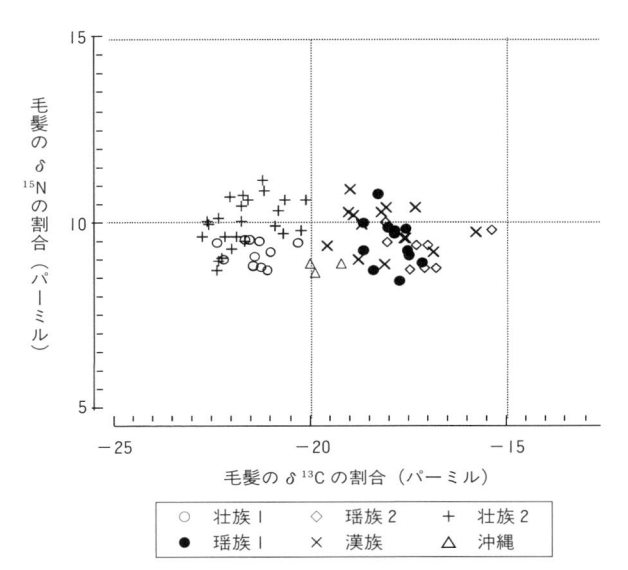

図4-2 中国巴馬県と沖縄県で調査した人の毛髪に含まれる炭素と窒素の同位体比（パーミル）

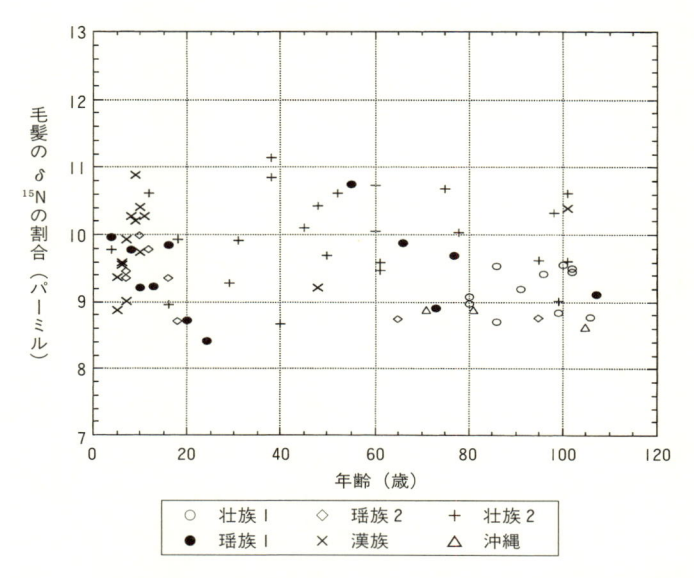

図 4-3　中国巴馬県と沖縄県の人々にみられる年齢と窒素同位体比の関係

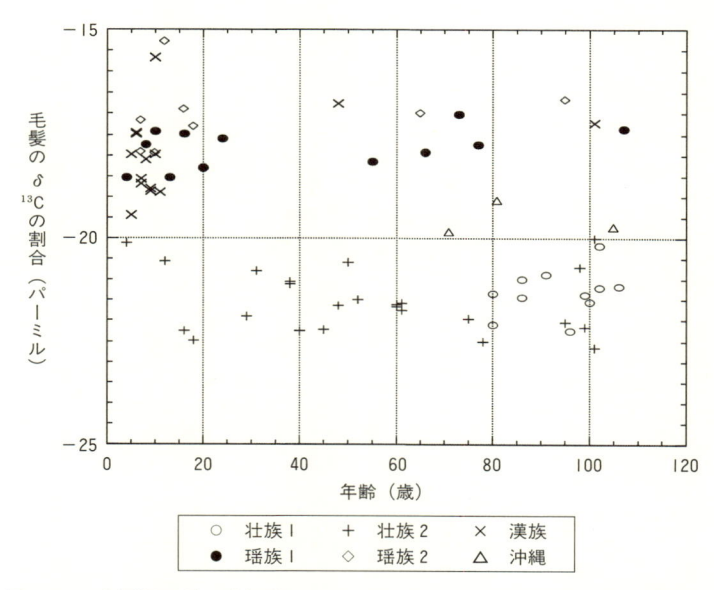

図 4-4　中国巴馬県と沖縄県の人々にみられる年齢と炭素同位体比の関係

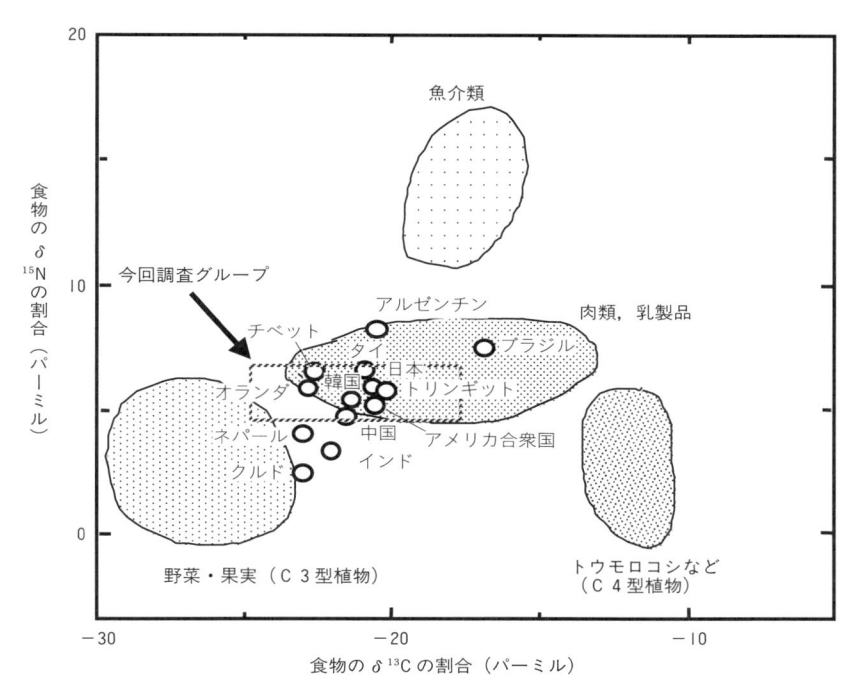

第4章　中国巴馬県における長寿食を探る　　85

図4-5　現代人の毛髪分析から推定した摂取食物の炭素と窒素の同位体組成分布

　これまで分析された現代人の毛髪同位体組成，食物の同位体組成と今回分析した人の分析結果をみると，多くの国の現代人では，その分布の範囲がきわめて小さいのに対して，巴馬県の住民ではとくに$\delta^{13}C$の分布域が広い（図4-5）。

(4) 巴馬県の毛髪分析結果と長寿との関係

　これまでの中国人の同位体組成分布と今回の調査対象者の分布には，$\delta^{13}C$で差がみられた（図4-2，4，5）。すなわち，漢族（北京出身の中国人）の$\delta^{13}C$は壮族よりも高い。図4-5に示されるように$\delta^{13}C$はトウモロコシなどのC4型植物では高く，野菜・果物のようなC3型植物では低い。つまり，C4食物を食べると，$\delta^{13}C$は高くなり，C3食物を主に食べると

低くなる可能性がある。また，魚介類や肉類・乳製品が多ければ中間的になるとみられる。このことから，壮族の$δ^{13}C$が低い理由として，米を主食とし，魚介類や肉類の摂取が少ないこと，これに対して瑶族，漢族の$δ^{13}C$が高いのは，主食としてトウモロコシ粥を食べているためであると考えられる。

24時間思い出し法による食生活調査でも，壮族の主食は米であり，瑶族，漢族のそれはトウモロコシであった。これは上に述べた考え方を支持するものといえる。しかし，Ｃ３，Ｃ４植物の同位体比と完全に一致しているわけではなく，やや高い値を示している（図4-5）。この理由の一つとして，巴馬県でのＣ３，Ｃ４食物の同位体比は日本のこれらの植物の同位体比に比べやや高いか，または，元来，動物性食品は食べているにもかかわらず，食生活調査では列挙されなかったことなどが考えられる。この点を明らかにするためには，今後，巴馬県産におけるこれらの植物の同位体組成を分析する必要がある。

小児の毛髪分析の結果は，同じ民族であれば年齢によるちがいはみられなかった。同位体比は同じ食物を食べていれば，年齢，性を問わず同じ傾向を示すので，小児は大人と同じような食事をしていると考えられる。

これまでの長寿に関する疫学研究では，動物性食品の摂取が長寿要因であるといわれている。柴田ら（1992）によると，わが国のセンチナリアン（100歳以上の人）の１日の摂取エネルギーは1,000 kcal程度であるが，摂取エネルギーに対するタンパク質エネルギーの比率は16％と当時の日本人の平均値である14.6％を上回り，センチナリアンの食事は高タンパク食である。また，70歳老人を対象とした15年間の追跡研究によると，牛乳や油脂の高摂取者は低摂取者に比べ生存率が高かった。このように動物性食品を食べている高齢者ほど長寿である。

一方動物では，食餌のカロリー制限を行うと，寿命が確実に延びることが明らかになっている。この事実が人にあてはまるかどうかは現在まだ実証されていない。しかし，疫学的研究によると，摂取カロリーが一般の人に比べて少ない菜食主義者では，ガン，心臓病，脳血管疾患の発生率が低い。菜食主義者は，食事以外の因子，たとえば喫煙，飲酒なども一般人と異なるため，

このような要因が疾病発生を低くしている可能性があるが，もし，今回の対象者となった高齢者の食事が長寿と関連があるとすれば，低カロリー食がその一因と考えられる。

4. おわりに

中国巴馬県では調査によって，少食でトウモロコシを主食とする食生活が長寿に関係すると考えられた。また，日本と異なり，主食はお粥の状態で食べており，このような料理形態も長寿に影響しているとみられるので，お粥と健康に関する研究を進めていくことも必要であろう。山紫水明で，山道で身体を鍛え，住んでいる土地で取れた食物を食べることが，健康維持・増進の源であることを巴馬県の長寿者が教えているのかもしれない。

引用文献

南川雅男・柄沢享子・蒲谷裕子. 1986. 人の食生態系における炭素・窒素同位体の分布. 地球科学 20：79-88.

Minagawa, M. 1992. Reconstruction of human diet from δ^{13}C and δ^{15}N in contemporary Japanese hair : A stochastic method for estimating multi-source contribution by double isotopic tracers. Applied Geochemistry 7 : 145-158.

Shibata, H., H. Nagai, H. Haga, S. Yasumura, T. Suzuki and Y. Suyama. 1992. Nutrition for the Japanese elderly. Nutr. Health 8 : 165-175.

Tieszen, L.L., T.W. Boutton, K.G. Tesdahl and N.A. Slade. 1992. Fractionation and turnover of stable carbon isotopes in animal tissues : Implication for δ^{13}C analysis of diet. Oecologia 57 : 32-37.

Tokui, N., Y. Minari, K. Kusunoki, T. Yoshimura, T. Yamamoto and M. Minagawa. 2000. Evaluation of dietary intake using carbon and nitrogen isotope analysis of human hair of Chinese living in southern part of China. J. UOEH 22 (3) : 219-228.

徳井教孝. 2002. 中国巴馬県における長寿食を探る. pp. 79-87. 松尾英輔・正山征洋（編著）.『植物の不思議パワーを探る―心身の癒しと健康を求めて―』（九州大学出版会，福岡）. 224ページ.

第5章
園芸療法と薬学の接点

正山征洋

1. はじめに

　園芸療法ということばをはじめて耳にされる方もあると思われるのでごく簡単に説明してみよう。植物を育てることを園芸またはガーデニングといってよいと思うが，園芸を積極的に私たちの生活に取り入れるといろいろな効果があることを経験された方も多いであろう。精神的に追いつめられた時でもガーデニングを行うことにより精神状態が非常に安定し，イライラしていた気持ちはいつのまにか消え去ってしまう。また，同時に体の方も活力が与えられ，健康を取り戻すことになる。
　このように心身のバランスをとりながら健康を維持し，健康をさらに増進する働きがガーデニングに認められているので，これを積極的に取り入れて疾病の治療を行おうとするのが園芸療法である。一方植物は私たちに心の安らぎや幸福感，エネルギーの供給などに深くかかわっており，直接的，間接的に私たちに対して多くの貢献をしている。このような役割を総括して園芸福祉と称している。
　ではどのような病気の治療に対して園芸療法が取り入れられるのであろうか。
　先にも例をあげたように，園芸療法は精神的な疾病に対する適用が多くなってきている。これは社会全体がとても忙しい時代になってきたと同時に

人間的なつながりのなかに空洞化現象が起きているため、精神的なアンバランスが生じ、不安神経症や心身症が増加していることを示している。このような症状を治すためには通常は適切な薬が投与されるが、薬を使わずにすませたり、あるいは薬の量を減らすために園芸療法が導入されるケースが少なくない。

実際には園芸療法士が個々の患者さんに対するメニューを作り、それにそって治療が進められる。この基本は崩すことなく、よりグローバルな考え方を取り入れれば、より多様な適用が見いだされると考えられる。すなわち、園芸療法に用いる植物を通常の園芸植物からハーブ（薬草）類に替えれば収穫後の楽しみは多様化するであろう。また、園芸療法と同時に食事療法や薬膳などをメニューに盛り込むのも一つの方法と考えられる。さらに合成薬品のみで治療が進められている場合には、その薬と漢方薬を併用する方法や漢方薬に置き換えることも考えられよう。

このように、園芸療法のサポーターともいえる関連領域の裾野を広げることによって、園芸療法は治療体系のなかでより効率的に適用できるものになるであろう。そこで薬草、漢方薬、食品などについて園芸療法とのかかわりの深い部分に触れてみよう。

2. 薬草の歴史

アフリカのチンパンジーは体の調子が悪い時、植物の葉や果実を食べたり、口に含んだりすることが明らかとなり、チンパンジーの病気と植物の種類の関係、植物に含まれる成分、それら成分の作用などが詳しく研究された。その結果、人類も地球上に誕生したと同時に、チンパンジーと同じような知識を獲得して数多くの薬草を発見し、現在に至ったと考えられるようになった。

(1) ヨーロッパにおける医薬の歴史

ヨーロッパにおける薬草を中心とした医学の進展について簡単にふれてみよう。

第5章 園芸療法と薬学の接点

エジプトでパピルスが発見された後，紀元前1500年代に『エーベルスの古文書』といわれる薬物書が書かれ，そのなかには811処方とそれに配合される700種以上の薬が収載されている。ギリシア時代になると哲学者であり医学者であるヒポクラテス（459～375 B.C.）が267種の薬草を治療に使用したことが書かれている。同じ時期にアリストテレス（384～322 B.C.）も新しい考え方を打ち出している。すなわち，長い間人間社会のあらゆる面で重要視されてきた迷信を排し，「科学に基づいた研究」の推進を奨励している。

1世紀に入り，ギリシアの軍医ディオスコリデス（A.D. 40～90）が有名な『マテリア・メディカ』全5巻を出版している。本著には600種以上の生薬が収載され，西洋医学に大変大きな影響を与えた。西洋医学のバイブルともいわれるゆえんである。2世紀にはギリシア人のガルヌス（A.D. 129～199）がいろいろな生薬を抽出し，保存しやすく，また，服用しやすい製剤を考案した。これが今日でもひんぱんに使われているガルヌス製剤である。ローマ時代の代表的な業績といっても過言でない。以後ヘレニズムは衰退し，ガルヌスのレベルを超えることはなかった。

11世紀に至ってアビセナ（A.D. 980～1037）が『医学典範』全5巻を出版した。本著はローマ・ギリシア医薬学の集大成で，かつアラビア医学の集大成でもあった。760種の生薬類を網羅している。ガルヌス以来，医薬の分野は暗黒時代といえる時代が長く続いたが，アビセナの台頭により歴史の1ページを開くに至った。

16世紀にはスイス人のパラセルス（A.D. 1493～1541）が登場した。彼は病気の原因を追究し，人の治癒力を助けて病気を克服することを唱えた。また一方で「天然薬物のなかには有効成分が含まれる」という学説を主張した。この考え方は西洋の医学・薬学領域における研究を根底から変えた。すなわち，パラセルスの学説以来，天然薬物の有効成分探しが盛んとなり，19世紀に入ると矢継ぎ早に活性成分が純粋な結晶として単離精製された。

1906年ついにドイツの薬剤師，ゼルチュナーによりアヘンから鎮痛薬であるモルヒネが結晶化された。以後数々の医薬品が純粋な形で単離された。このなかで唯一エフェドリン（喘息の咳止め）が日本人の長井長義により単

離された。

これら活性成分の発見と同時期に合成化学も著しく発展し，数々の合成医薬品を生んだ。1920年代には青カビの一種によるペニシリンが発見され，戦後の抗生物質の一大旋風の嚆矢となった。

(2) 中国における医薬の歴史

中国における漢方医学の源は4,000年前といわれている。しかし歴史的に史実として示されたのは漢方の原典といわれる『黄帝内経』である。本著の著者と年代は不詳であるが，紀元前100年頃と考えられている。『黄帝内経』には，気のバランスの崩れから病気がおこると書かれており，陰陽五行説が説かれ，不老不死を目指した中国最古の医学書である。

後漢の時代（A.D. 25〜220）に『神農本草経』が出版されている。これも著者は不詳である。神農が一日一つの薬草を試し，365種を選びリストアップしたといわれる。それらを上品，中品，下品それぞれ120，120，125種に分類し，治療薬としての使い方を定めたもので，現在でも生薬研究の大きな拠り所となっているもっとも重要な原典の一つである。

同時代の張仲景は『傷寒雑病論』16巻を出版した。本著は後に『傷寒論』と『金匱要略』に分けられ，現在ももっとも広く引用され，臨床に応用されている原典中の原典である。かなりの時代を経過し，李時珍が『本草綱目』（A.D. 1590）52巻を刊行した。本著には1,898種の生薬が収載され，8,160にも及ぶ処方が載せられている。本著もまた原典の一つで，今日もなお生薬学に多く引用され，生薬研究の基礎となっている。以後現代の中医学へと変遷した。

上記の医学書は，日本へは仏教とともに伝わり，遣隋使，遣唐使によってもたらされた。正倉院の御物（A.D. 756）のなかに薬用人参をはじめとする重要生薬60種が収められていることからも，当時の交流状況を知ることができる。江戸時代に入って多くの漢方学者が輩出し隆盛をきわめたが，明治時代になり西洋医学，とくにドイツの医学が正式に認められ，以後1895年漢方医学の正式廃止が決まり，漢方医学は一気に衰退の途をたどった。反面，

西洋医学が隆盛をきわめるに至った。

3. 薬草の種類・分類

まず最初に，薬草についての基本知識をまとめてみよう。薬草といえば，まず連想するのは漢方薬ではないだろうか。これは近年漢方薬が広く普及し，医療に貢献しているためだと考えられる。しかし，薬草＝漢方薬と考えるわけにはいかない。

薬草のなかにはいろいろな機能をもつものが含まれているが，全部でどのくらいの数になるのだろうか。実は地球上の植物の数から割り出しが可能である。地球上には顕花（花の咲く）植物が35万種位だと考えられている。WHOの調査によると，その約10％が何らかのかたちで薬に関係している。そうなると約3万5千種が薬草ということになる。

それでは日本の薬草はどうだろうか。顕花植物が約4千種なので4百種が薬草といえる。実際の調査で3百数十種リストアップされているので，WHOの見解がほぼ正しいことがわかる。表5-1に国別の植物種の数をリストアップしている。この表から熱帯雨林帯に多くの植物が生育しており，寒帯には数が少ないことがわかる。

少々古いデータであるが，アメリカで15億3千万におよぶ処方箋を調査したところ，微生物，動物，高等植物由来の成分に関連する処方は実に40％以上を占め，そのうち高等植物由来が26％であった。現在ではその比率は下がっているものの，依然植物が重要な医薬資源であることにはかわりない。それでは薬草のなかにはどのような機能をもつものが

表5-1　世界の顕花植物分布

国	植物種の数
ブラジル	55,000
コロンビア	45,000
中国	30,000
ベネズエラ	25,000
南アフリカ	23,000
ロシア共和国	21,000
インドネシア	20,000
ペルー	20,000
メキシコ	20,000
アメリカ	20,000
日本	4,000
スイス	2,700
ドイツ	2,480
ノルウェー	1,700
アイスランド	500

あるのだろうか。

(1) 民間薬

民間薬は人類の出現とともに各民族の間で薬効が発見され,淘汰されて,口伝(人の口から口へと伝わること)により今日に至っている薬である。そのため,同一の薬草でも地方によって異なった用い方をする例もみられる。また,ほとんどの場合,単一の薬草(単味)が用いられる。合成薬と同様に,対症療法的な用い方である。たとえば,下痢止めにはゲンノショウコ,血圧をさげるのにはカキの葉といった具合である。また,一般にハーブと呼ばれているスパイス類は外国で香料としても用いられてきた薬草といえる。これらは後から述べる薬草に比べて作用はそれほど強くないので,栽培後の収穫物を身近な薬草として楽しむことができる。

写真5-1,5-2は日本を代表する民間薬であるドクダミとセンブリである。

民間薬を実際に用いるための一般知識をまとめてみよう。

① 民間薬の採種と保存方法

野生種,栽培種ともに採取の適期がある。一般に,全草を用いる薬草は,

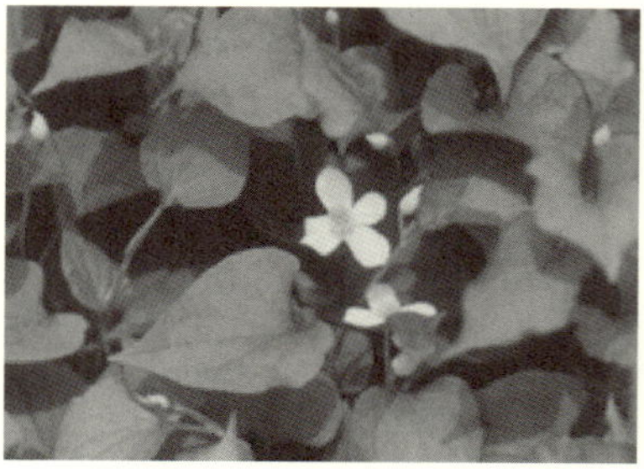

写真5-1　ドクダミ 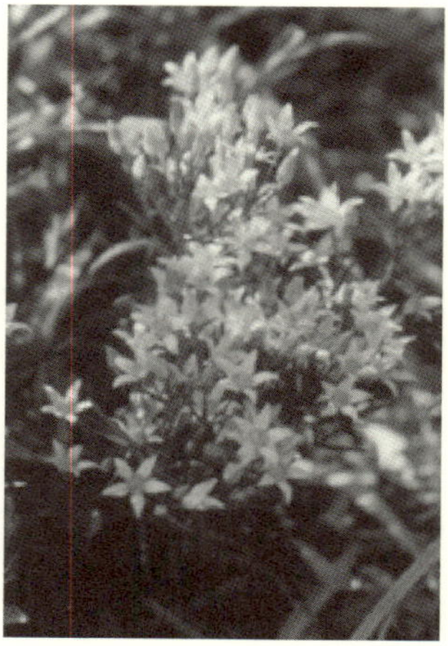　　　　　　**写真5-2　センブリ**

第5章 園芸療法と薬学の接点

有効成分の含量が高くなる開花期に採取する。しかし，花のつぼみ（コブシ），木の皮（キハダ），果実（ウメ），根（リンドウ）など異なる部位が用いられるものでは，それぞれの薬草に適した時期に採取する必要がある。

調製は，一般には天日で1日乾燥した後，風通しのよい場所で陰干しにし，紙袋に入れ，乾燥した涼しい場所に保存する。なお，デンプン質を多く含む大きな根茎類は，熱湯につけた後に乾燥すれば完全に仕上がり，虫害も少なくなる。さらに，カビ防止のため，電子レンジを使用することもある。

② 民間薬の煎じ方と服用方法

通常，薬草の本に示してある分量は，大人の1日量である。したがって，7～12歳の子供は大人の半量，それ以下の子供は大人の4分の1以下を用いる。1日量の薬草を，土鍋やほうろうびきの容器で，水400 mℓ（2合強）を加え，30分以上かけて約半量くらいに煎じる。かすをこし取り，食後2時間に1日3回服用する。2，3日分まとめて煎じて，煎液を冷蔵庫に保存し，使用時に温めて服用することもできる。

③ 民間薬の栽培

民間薬の多くは野生株を採取したものである。しかし近年，山野の大規模な開発や乱穫によって，薬草資源は急速に減少している。したがって，今後は薬草を栽培して資源を確保する必要がある。このような現状から，薬草を園芸療法に取り入れて庭で栽培してみるのも一法であろう。

しかし多くの場合，種子も自分たちで採取しなければならない。薬草の栽培について，まず注意しなくてはならないことは，植物を正しく知ることで

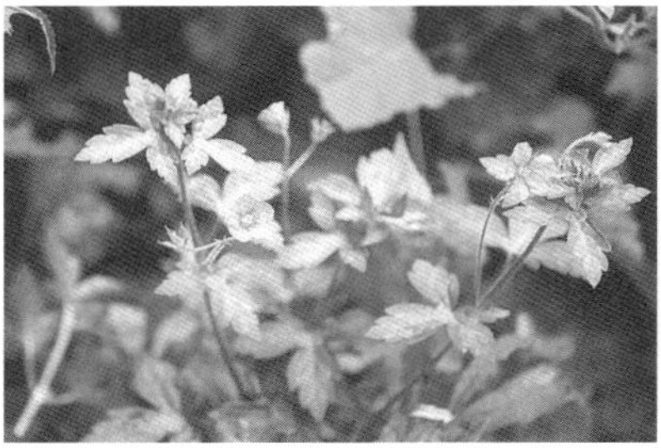

写真 5-3　ゲンノショウコ 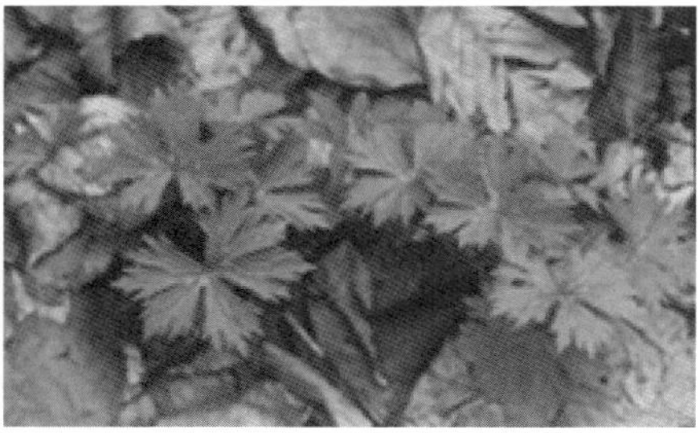　　　　　写真 5-4　トリカブトの新芽

ある。薬草のなかには，毒草とよく似たものがある。たとえば，春先のゲンノショウコ（写真5-3）とトリカブト（写真5-4）（漢方における附子で，アイヌが矢毒として使用していた猛毒）の新芽や，コンフリーとジギタリス（強心配糖体原料で心臓毒），ヌルデとハゼノキなどがそれである。これらの区別は植物図鑑によって確認するか，植物に詳しい人に聞いて確かめる必要がある。

草本性の薬草は1年草（ハトムギ，トウガラシなど），2年草（センブリ，ベニバナなど），多年草（サフラン，ヒキオコシ，リンドウなど）に分類される。1年草は春に播種（種子をまくこと）して，夏から秋に，2年草は春または秋に播種して，翌年の春から秋に採取する。多年草は一度播種すると株分けによってふやすことができる。株分けは春，新芽が出る前か，秋になって地上部が枯れた後が適期である。

薬草はもともと野生植物なので多くの肥料を要求しないが，梅雨期や真夏をさけた適期に少量追肥して，その生育を促す。しかし根茎を用いる薬草類に肥料を与えすぎると地上部ばかり大きくなって，肝心の地下部が肥大しないことがある。

植生を理解し，採種や貯蔵法，服用の仕方，栽培方法，また，薬効や機能を勉強しながら園芸療法に取り入れていくことは，通常の園芸植物を用いるのに比べかなりの努力を要する。それだけに成功した時の喜びは倍増し，治療効果も大きいものとなる。

(2) 漢方薬

すでに薬草の歴史で述べたように，2千年の昔に集大成された漢方医学の理論にそって治療に用いられる漢方薬の原料植物も薬草の一種である。民間薬とは違って，処方には薬草（生薬）の種類と量が決められており，患者の体質・状態（証）を診断して投与される。また，ほとんどの処方で2種類以上の薬草を配合する。たとえば，シャクヤク（写真5-5），ショウガ（写真5-6），キキョウ（写真5-7），シソ（写真5-8），ミシマサイコ（写真5-9），リンドウ（写真5-10）などが漢方処方によく配合される薬草である。

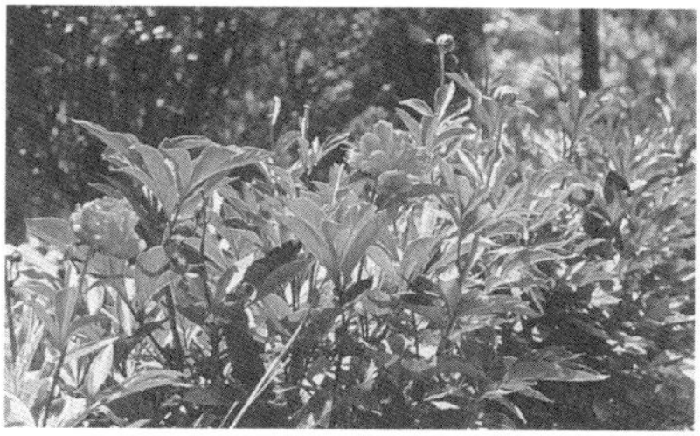

第5章　園芸療法と薬学の接点

写真 5-5　シャクヤク

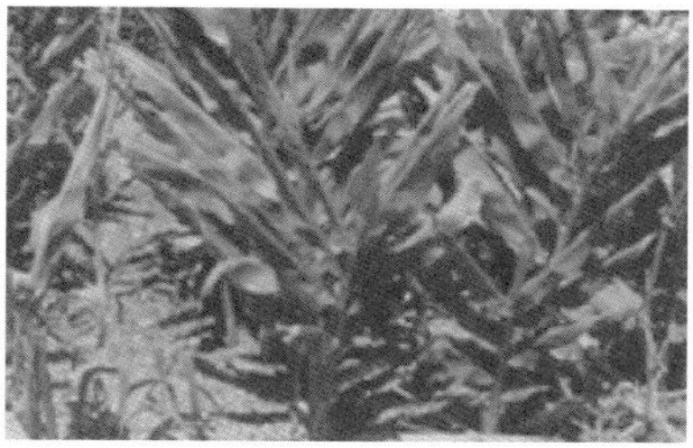

写真 5-6　ショウガ

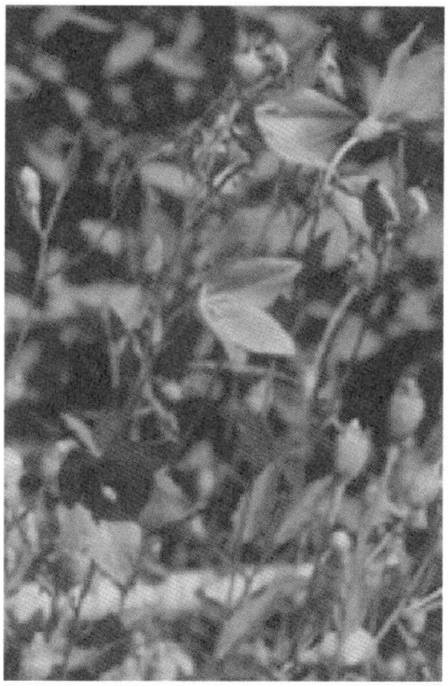

写真 5-7　キキョウ

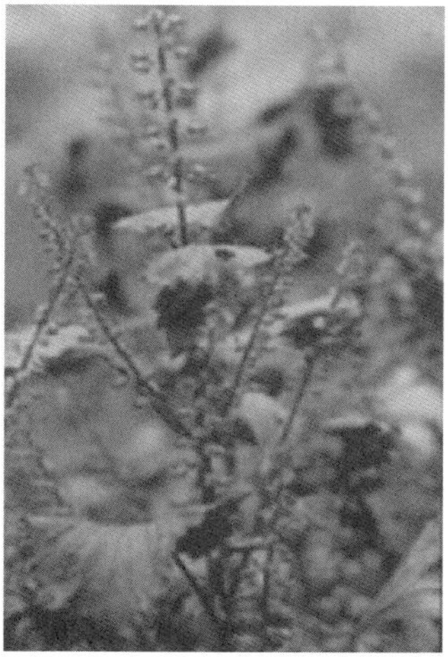

写真 5-8　シソ

　これらのなかには園芸用植物として市民権を得ているものが少なくない。

　歴史の項で述べたが，上品（上薬）は食品に限りなく近く，医食同源の語源が漢方薬にあるゆえんである。また，後述する西洋薬を用いた薬物療法を治療の中心としている西洋医学と漢方医学の比較もよくなされるので，それについて触れてみよう。表5-2がそれである。

　作用発現の項目に示したとおり，漢方薬や民間薬は，植物成分として多数の成分を含んでいるので，それらの相加作用，相乗作用による独特の治療効果が期待できる。また一方では，特定の成分含量が高いということがないの

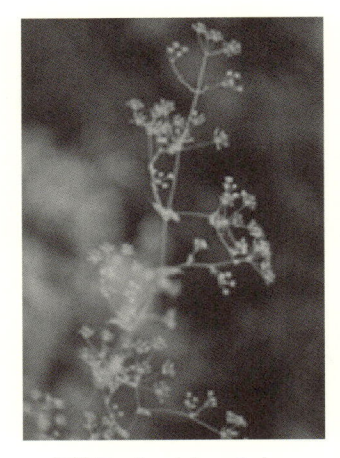

写真 5-9　ミシマサイコ　　　　　　　写真 5-10　リンドウ

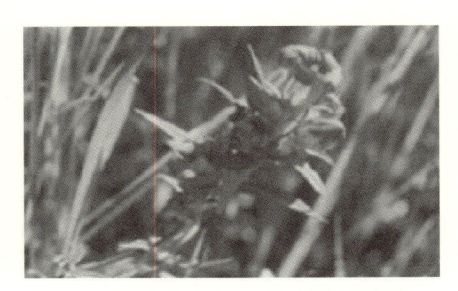

表 5-2　西洋医学と漢方医学の比較

項　　目	西　洋　医　学	漢　方　医　学
病気の原因	外因重視の傾向	内因重視
病態の把握	分析的・数量的	総合的・経験的
心と身の相関性	心と身体を分離	心身が一体化（一如）
臓器の認識	部品的・解剖学的	相関的・機能的
理論	実証的・学問的	経験的
治療方針	攻撃的・排除的	調和的
診断治療	診断と治療は別	診断＝治療
作用発現	単一成分	多成分
学問	開放的	閉鎖的
医学体系	普遍性の医学	個別性の医学

で，単味で比較的多量に投与される合成薬品に比べると，副作用が起こりにくいものと考えられている。

(3)　**医薬品原料**

　薬草から含有成分を抽出，単離して医薬品として用いるものがある。その例としては，ジギタリスからの強心配糖体，ケシからのアヘンやモルヒネなどがあげられる。これらの薬草は生理作用が強く，使用量を間違えれば大事

第5章　園芸療法と薬学の接点

故になるので，通常は毒草として分類される。

　薬草に関する歴史については前に述べたが，パラセルスが「薬草には薬理活性のある成分を含有する」ことを提唱した。それ以後活性成分の研究が広く行われ，1800年代に入ると数々の活性成分が単離された。すなわち，現在の医薬品を作り出す基になる植物で，たとえば，モルヒネやコデインをつくるアヘンは，ポピーと同じ仲間のケシからとられる。1800年代に単離結晶化に成功した医薬品を表5-3に示す。

表5-3　植物から単離された薬品

単離された年（西暦）	薬品名	原料植物
1806	モルヒネ	ケシ
1816	エメチン	トコン
1818	ストリキニーネ	イグナチウス
1820	キニーネ	キナ
	カフェイン	コーヒー
	コルヒチン	イヌサフラン
1829	アトロピン	ベラドンナ
1860	コカイン	コカ
1864	エゼリン	カラバルマメ
1887	エフェドリン	マオウ

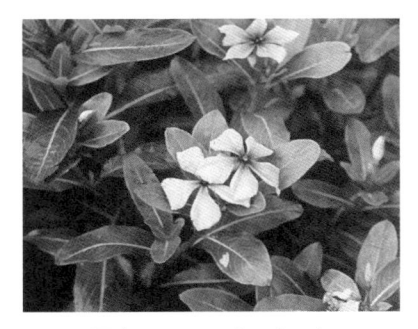

写真5-11　ニチニチソウ

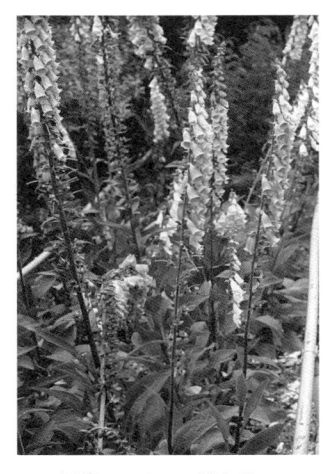

写真5-12　ジギタリス

また，ニチニチソウ（写真5-11）からは抗ガン剤であるビンブラスチンやビンクリスチンが抽出される。強心薬のジギトキシンはジギタリス（写真5-12）から抽出・精製され医薬品となった。

このように大変作用が強い成分を含んでいるので，収穫して自分で薬として利用することはできないのがこのジャンルの薬草である。しかし，ケシなどを別にすれば，薬草の機能を勉強しながら園芸療法に取り入れることができる植物はたくさん存在する。

(4) 薬を作るアイディアの基となる薬草

ナンテン（写真5-13）の果実は咳止めの民間薬としてよく使われる。一方，葉は料理の上に添えられるが，これが新しい薬作りのアイディアとなった。ナンテンの葉は食物が腐らないように，また，食あたりしないように用いられてきたものと考えられる。そこで有効成分が調べられ，弱いながらも抗アレルギー作用のある成分がみつかった。作用を強めるために化学合成が進められ，抗アレルギー薬がえられた。現在よく用いられているトラニラストという薬である。

このようにアイディアのみを提供する薬草を求めて，現在も研究が続けられているので，今後薬草の仲間入りをする植物も増加するものと考えられる。これらのほかにも成分を取りだして分解や部分合成して薬とする植物も薬草

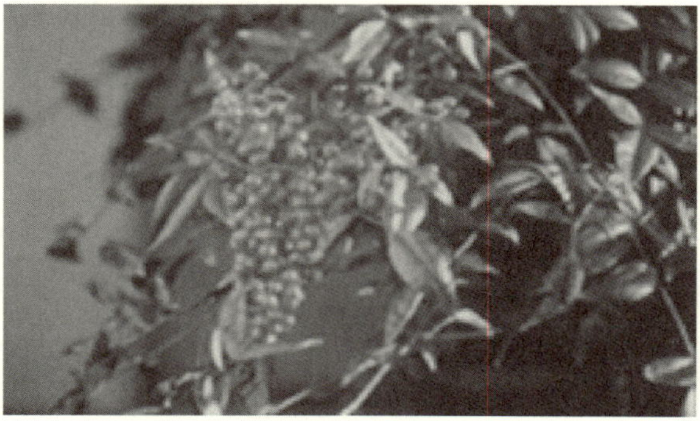

写真5-13 ナンテン

の仲間に入れられよう。

(5) バイオテクノロジーへの応用（植物細胞・組織の培養）

生きた薬草のもっている機能を引きだし，その機能を化学的，生物学的に利用しようとするのが植物バイオテクノロジーである。薬草，とくに漢方薬の原料生薬の 95 ％以上を輸入に依存しており，これらの 80 ％以上が未だに野生種を採取している。このため品質は採取地，品種，収穫時期などにより大きく左右される。したがって，それら生薬から生産された漢方薬の効き目にも影響する。このため均質な生薬の生産を伸ばすことと，天然資源の不足が問題となっているので，資源確保を強化する目的でバイオテクノロジーが取り入れられてきた。この分野では，薬用成分を多く含んだ優良品種の育成，活性タンパク質を組み換え植物に生産させる試みも行われている。これらについて概説する。

① 薬草の細胞による薬用成分の生産

薬用人参には，ストレスを和らげる作用，胃を保護し潰瘍を予防する作用，鎮静作用や興奮作用，抗ガン作用，強壮作用など重要な活性を示す成分が含まれている。薬用人参は栽培が難しいこと，栽培年数が長いことなどから，その細胞・組織を培養して活性成分を生産する努力が払われた。写真 5-14

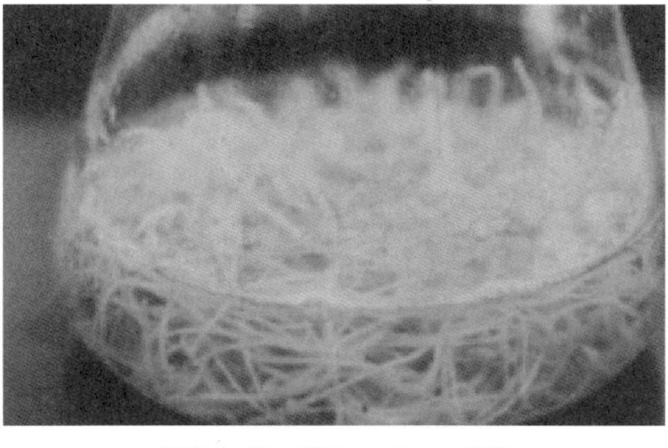

写真 5-14 薬用ニンジンの培養

写真 5-15 トリカブトと培養植物

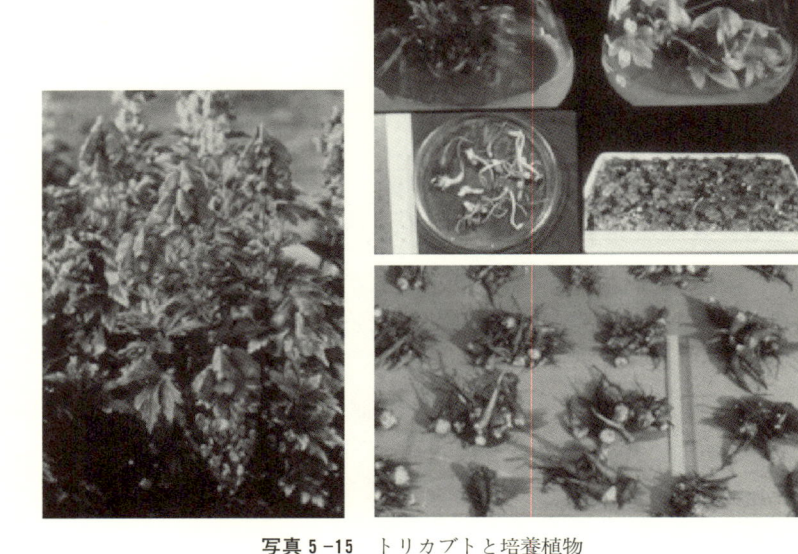

写真左はトリカブトの花．右上はトリカブトの培養．右下は培養苗を2年間栽培し，成分を分析したもの．

は薬用人参の細胞・組織を液体培地で培養している状景である。このような実験室レベルからタンク培養による実用化がすすめられた。培養物には活性成分（ジンセノシド）が元の薬用人参と同等以上含まれることが明らかとなっている。

② 均質な薬草の育成

薬用成分を一定にしないと安定した漢方薬の効き目は保証されない。このため均質性を高める研究が行われた。写真 5-15 はトリカブト（附子）の培養ステップである。茎の先端（茎頂）を無菌的に切りだし，植物ホルモンが入った培地で培養すると多くの茎が発生する。この茎を発根ホルモンを含む培地で培養し発根させる。これを暗黒下で培養すると小イモに相当するものができる。これを冷蔵庫で保存した後土へ移すと発芽し生長する。2年間栽培し，それぞれの株をまとめてアコニチン系の成分（猛毒性）を調べると，

親植物に比べ均質性が高まっていた。とくにトリカブトの場合，猛毒性成分（加熱などにより減毒し，鎮痛作用，強心作用，体を温めるなどの作用を強める）を含んでいるので，それらの成分を均質にすることは大変重要である。

(3) 外来遺伝子導入による外来タンパク質の生産

糖尿病患者に不可欠な医薬品であるインスリンの生産を遺伝子組み換え技術で大腸菌に生産させる時代となっている。そのほかのタンパク製剤も組み換え遺伝子によって実用化が可能となった。

蛍の光を放つために必要なルシフェラーゼという酵素の遺伝子をタバコに組みこんで，蛍の光が輝くタバコが作られた。医療の面で有用なタンパク質を植物に作らせようとする試みはますます盛んとなっており，これらの植物も新しい意味での薬草といえよう。

4. 食　品

食品となる植物は園芸とかかわりのあるものがほとんどである。これらを園芸療法の場に取り込むケースは少なくない。近年これら食品の機能が徐々に明らかになってきており，また生活習慣病と食品のかかわりも研究されている。とくに抗酸化作用ということばがよく使われる。動物が呼吸をする限り酸素から変化するラジカルができる。このラジカルが各種細胞や血管壁などに障害を与え，肝炎，潰瘍，循環器障害を引き起こすことになる。したがって，ラジカルを取り除けば障害の予防が可能と考えられている。そこで抗酸化作用をもつ成分を多く摂ればラジカルの悪さを未然に防げることになる。

トマトのカロテノイドであるリコピンは非常に抗酸化作用が強いことがわかってきた。また，ウコンのクルクミン，お茶のカテキン類，ブドウのプロシアニジンのほか，ゴマのセサミンやナスのアントチアン，ナスニンなどの野菜にも含まれている成分が重要な役割をもつことが明らかとなっている。園芸療法の場で，実が生り熟するにつれて上記のような活性成分含量が上昇

する様を観察することは私たちの情動にとってプラスするところが大きいと考えられる。

「薬食同源」や「医食同源」ということばを耳にする機会が多い。これらは字のごとく「食物」と「薬」は非常に密接な関係にあるという意味を含んでいる。また，太古より医療にも食物が大きくかかわっていると認識されてきた。最近「薬膳」という語句もよく耳にする。これらの薬とは生薬(しょうやく)を示している。生薬とは，植物に何らかの手を加えて加工したものを指し，また植物に限らず動物，鉱物も用いられる。すでに薬草の歴史で述べたが，『神農本草経』の上品は現在の保健薬と同様な使い方をするので，医食同源に登場する生薬はすべてこのグループに入ることになる。

(1) 中国における医と食の関係

食材は五味，四性，帰経などにより分類されている。最初の五味は食材を辛（からい），甘（あまい），酸（すっぱい），苦（にがい），咸（しおからい）に分ける。次の四性は，食材が体に入り反応したり症状を示す度合いによって寒（強くひやす），涼（冷やし気味），熱（暖める），平（おだやか）に分類する。帰経は，食材が肝臓，心臓，脾臓，肺，腎臓，小腸，大腸，胆嚢，胃，膀胱などに作用するものを分類している。五味，四性のバランスをとって食べることにより帰経を正常に保つという思想である。なお，詳細については第2章を参照いただきたい。

昔は日本でもすべての食材の五味や四性が理解されていたと考えられるが，現在は完全に崩壊したといっても過言ではない。しかし中国では，現在でも食材の性状を考えて料理を作ることが行われており，また，五味，四性もよく話題にのぼることから理解度が高いことが容易にうかがえる。一般には甘に属する食品が多いことから，これらの食材を中心に，他の4味を塩梅(あんばい)よく混ぜてバランスよく調理することが必要である。

以上のバランスを考えて食事を作ることにより，健康の維持と疾病の予防が促進できると考えられる。ただし，料理を食べる私たちの証（体質，体調など）との相性があることは当然である。1日に30種の食材を料理するの

第 5 章　園芸療法と薬学の接点

が理想的だといわれているが，さらに上記のバランスを考慮に入れた料理を作ることにより病気の予防に役立つものと考えられる。

(2) 食材のなかの薬理活性成分

　食材のなかからいろいろな薬理活性をもっている化合物がみつかってきているので，少し触れてみよう。東南アジア諸国とヨーロッパ，アメリカにおける乳ガン発生率を比べてみると，明らかに東南アジアで低いことが疫学的調査で明らかになった。また，前立腺ガンについても疫学的調査が行われ，イギリスに比べ香港での発生率が低いことがわかった。さらに骨粗鬆症や閉経後の更年期障害も絡んでいるといわれた。

　そこで，尿のなかの成分が調べられた結果，アジア人の尿にはイソフラボン類が排泄されていることが突き止められた。これらの化合物の活性を調べたところ，女性ホルモンであるエストロジェンに似た作用が明らかとなり，イソフラボン類はファイトエストロジェンと呼ばれるようになった。

　こうなるとイソフラボン類の出所に興味が集中する。そこで，食材の調査がなされ，その源は大豆製品であることが明らかとなった。イソフラボン類はマメ科植物に多いことが知られているので，各種マメ科植物の検索が行われている。写真 5-16 はタイ産クズの根で，とくにイソフラボン含量が多い種があり回春剤として市販されているものもある。

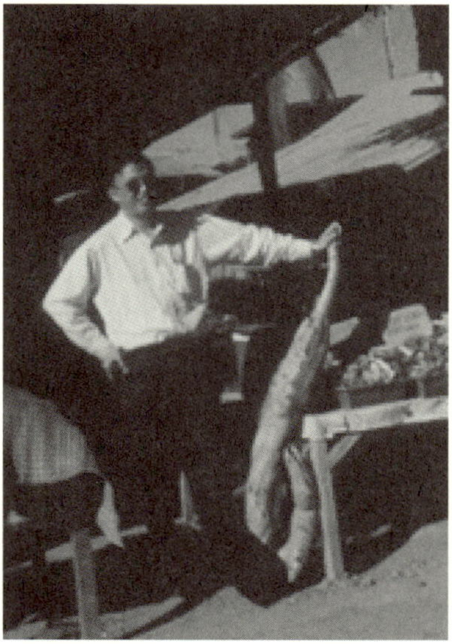

　古くからマメ科のアルファルファを食べる羊に雄性不妊が多いことが知られていた。このことと上記のファイトエストロジェンが関連していたという事実からも，私たちの健康に関して食

写真 5-16　*タイのクズ*

材の影響がきわめて大きいことを理解できよう。

　赤ワインが体によいと考えられるようになった。フランス人は動物性脂肪の摂取量が多いにもかかわらず、動脈硬化による心臓病が少ないことが疫学調査で明らかとなったからである。この原因は赤ワインのなかのプロシアニジンであることがわかり、動物実験が行われた。2, 3杯（約 250 mℓ）の赤ワインには約 500 mgのポリフェノールが含まれ、そのうち約 100 mgはプロシアニジンであった。プロシアニジン類は強い抗酸化作用をもつことがわかり、フランス人に循環系疾患が少ないことと関係が深いことが明らかとなった。抗酸化作用に関連し、上述のとおりさまざまな食材から多種のフェノール化合物がみつかっており、なかでもゴマのセサミンやウコンのクルクミン、茶のカテキンなどが上位にランクされている。このほかに、免疫機能に影響を与えるポリサッカロイド類、肝臓をまもる作用をもつサポニン類、記憶学習機能の改善作用がみつかったカロテノイド色素なども健康保持にかかわる成分といえよう。表 5-4 に私たちの食材となっているもののうち、薬理活性成分がみつかったものを示した。

　食材にはプラスになる成分、マイナスになる成分が入り交じって含まれていると考えられるが、まだごく一部しか調べられていない。健康を維持するには、プラス、マイナスのバランスを保つことが大切と考えられるので、1日 30 種の食材を料理するのは理にかなっている。さらに経験的に良しとされる食材をバランスよく食べることが健康維持に大切である。生活習慣病が増加の一途をたどっている今日、もう一度日本の伝統的な食事を見直し、そこに新しい研究成果を取り入れて生活習慣病などによる大きな社会的損失を少なくするよう努める時期にきているといえる。

5. 食品と薬のかかわり

　近年、薬と食品成分との相関が明らかとなってきつつある。抗凝血薬であるワルファリンを服用中に納豆、緑黄野菜などビタミン K を多く含有する食品を食べると薬の効き目が弱められる。また、キャベツを多量に食すると甲

第5章　園芸療法と薬学の接点

表5-4　各種薬理作用成分を含む食品・食材

薬理作用	食品・食材	成分
抗酸化作用	ウコン ゴマ 茶 トマト ナス	クルクミン セサミン タンニン カロテノイド アントチアン
女性ホルモン様成分 （ファイトエストロジェン）	黒パン ダイズ	リグニン イソフラボン
抗菌作用（ピロリ菌，O-157）	ココア	タンニン類
抗ガン作用	甘草 茶 ニンニクなどネギ属野菜 薬用人参	グリチルリチン タンニン アリインなど サポニン
血糖値低下作用（抗糖尿病）	タラノキ 薬用人参 ヤマノイモ	サポニン サポニン ポリサッカライド
抗アレルギー作用	甘茶 シソ科植物	ヒログルシン ローズマリン酸
抗アルコール作用	キダチアロエ クズ	アントラキノン フラボノイド
血圧降下作用	カキの葉 薬用人参	タンニン サポニン
中枢作用	サフラン ニンニク 薬用人参	クロシン アリイン サポニン
肝臓保護作用	甘草 薬用人参	グリチルリチン サポニン

状腺ホルモンであるチロキシンの再吸収を抑えるため，甲状腺機能低下を引き起こす。さらに，グレープフルーツジュースがカルシウム拮抗剤やサイクロスポリン，トリアゾラム，エチニールエストラジオールなどの効き目に影響を与えることも明らかとなってきた。

以上は，明らかとなったごく限られた例であるが，今後も次々に明らかにされるものと考えられる。いずれにしても，これらは，食品が人体に直接影響を与えるのではなく，薬という媒体を通して影響するという新しい関係に注目すべきであることを私たちに教えている。

6. 代替医療

1992年にNIH（アメリカ国立健康研究所）のなかに代替医療事務局が設置され，代替医療に関する研究や行政面の取り扱いを行ってきた。1998年には上記の事務局が国立代替医療センターとして再スタートした。NIHは従前の3倍にあたる年間6,000万ドルの研究費を投入するという情況となってきた。ちなみにアメリカの全医学部の60％に代替医療コースが設置されており，医療分野での市民権を得ているといえよう。

それでは代替医療とはどのようなものをさすのであろうか。代替医療には以下のような16項目があげられている。1位はリラックステクニック，2位がハーブとなり，10位が民間療法である。漢方薬もハーブに分類されるものと考えられる。

現在人気のハーブエキスは，第1位がイチョウ葉エキスである。イチョウ葉エキスはムスカリン様コリン作動性受容体の減少を阻害し，海馬におけるコリンの再吸収を促進する。また，グルコースの利用率を高

表5-5 アメリカにおける各種代替医療の利用順位

1. リラックステクニック
2. ハーブ（薬草）
3. マッサージ
4. カイロプラクティック
5. 精神療法
6. 大量ビタミン
7. 自助グループ
8. 瞑想
9. ダイエット（commercial）
10. 民間療法
11. ダイエット（life style）
12. エネルギー療法
13. ホメオパシー（類似療法）
14. 催眠
15. バイオフィードバック
16. 鍼（はり）

め，細胞膜の安定化に寄与し，血液の粘度を低下させる作用もある。このような作用から老人性痴呆やぼけ防止に服用されており，ドイツやフランスでは医薬品となっている。第2位は向精神作用を目的に用いられる西洋オトギリソウ（セントジョーンズワート），次いで免疫力を高めるエキナキアと続いている。園芸療法はアメリカでスタートして発展してきたので，いずれ代替医療に取り入れられる日も近いと考えられる。

7. おわりに

地球全体でみると，温暖化現象や砂漠化の拡大による深刻な水不足などにより，緑が急速に失われつつある。このような環境の急激な変化により，日本でも絶滅危惧種の問題が深刻に討議されるようになってきている。しかし一般には植物を振り返る人は少なくなっており，植物に関する叡知が急激に失われてきている。このような時代にあって，限りある緑を大切に，またそれを積極的に治療へ取り込もうとする園芸療法の重要性がご理解いただけると思う。

正山征洋．2002．園芸療法と薬学の接点．pp. 89-109．松尾英輔・正山征洋（編著）．『植物の不思議パワーを探る―心身の癒しと健康を求めて―』（九州大学出版会，福岡）．224ページ．

第6章
薬用植物と人間の関係
毒となる食品，薬となる食品

森元　聡

1. はじめに

　人類は生命を維持するためにあるいは日常生活を快適にするために，植物をさまざまな形で利用してきた（図6-1）。この数十年の間に科学技術が急速に発展したのに伴い，植物に関して得られた新しい知見はきわめて膨大になっている。この結果，植物は私たちが想像する以上に，有益な性質を備えていることが明らかとなった。

　たとえば，植物由来の医薬品として漢方薬や生薬類が古くから使用されているが，21世紀を迎えた現在でも医療の場で使用されている植物成分は少なくないし，抗ガン剤をはじめとする重要な医薬品の開発も植物を使って行われている。

　さらに，医薬品のみならず，植物性食品が私たちの健康に大きく関与していることが，多くの研究者によって報告されている。なかでもアメリカ国立ガンセンターが中心となって進めたデザイナーズフード計画において，40種ほどの植物性食品に優れた発ガン抑制効果があることが証明されたことは，大きな注目を浴びた（大澤，2000）。この研究は現在進行中で，さらに優れた効果を有する植物性食品の発見が期待されている。

　また，植物を摂取しなくても，栽培したり鑑賞したりすることが，私たちの心を癒したりすることは，周知のことであるが，近年ではこれが園芸療法

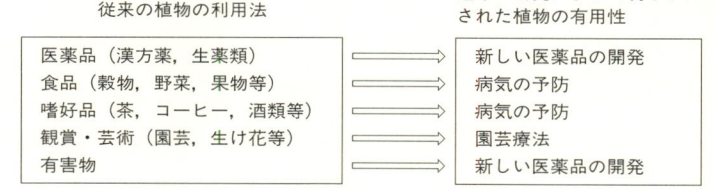

従来の植物の利用法		近年の研究によって明らかにされた植物の有用性
医薬品（漢方薬，生薬類）	⇒	新しい医薬品の開発
食品（穀物，野菜，果物等）	⇒	病気の予防
嗜好品（茶，コーヒー，酒類等）	⇒	病気の予防
観賞・芸術（園芸，生け花等）	⇒	園芸療法
有害物	⇒	新しい医薬品の開発

図 6-1　植物と人間の関係

として注目されている。

　以上のように，植物は私たちの健康に大きく貢献しているが，使用法によっては有害な作用を示す植物やそれ自身強い毒性を示す植物も多い。これらの有毒成分を利用して，新しい医薬品の開発も進められているが，日常生活では，やはり有毒植物の摂取は避けるべきである。本テーマでは私たちの健康を増進させるためには，植物をいかに利用すればよいかを概説する。

2．有毒植物

　私たちは"植物"という言葉に対し，人間に優しいあるいは自然に優しいというイメージを持っているためか，さまざまな生活必需品に植物の名前を使ったものや植物成分を使用したことを謳った商品をみかける。しかしながら，私たちの身近には青酸カリの数十倍の毒性を示す植物，心臓を停止させる植物，幻覚を起こす植物や強い発ガン作用を有する植物などきわめて危険な植物も存在している。本項ではこれらの有毒植物について説明する。

(1)　採取時期や部位によって毒性が強くなる植物

　植物にはさまざまな成分が含まれており，植物の成長に伴い含量が著しく変動するものが知られているが，とくにこれが有毒成分の場合には注意が必要である。たとえばウメ（写真6-1），アンズ（写真6-2），アーモンドなどの未熟果実には，青酸化合物（青酸カリによく類似した化合物）が含まれており，これらを摂取すると青酸中毒を起こす。ところが，これらの果実は

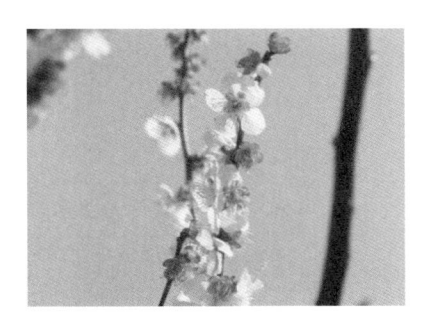

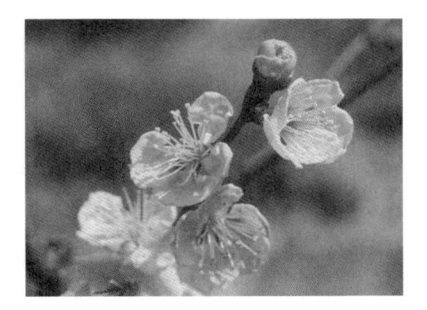

第6章 薬用植物と人間の関係　　113

写真6-1　ウメ　　　　　　　　写真6-2　アンズ

熟すと，有毒成分が分解されて消失することから，熟した果実の摂取は問題ない（山崎ら，1985）。

また，ある特定の部位に毒成分が蓄積する植物がある。たとえば，ジャガイモの新芽にソラニンとよばれる毒成分が蓄積しており，頭痛，腹痛，嘔吐などの症状を引き起こす。実際に福岡県の小学校で，ジャガイモを食べて，ソラニン中毒を起こした事故が報告されている。

(2) 摂取した後ある種の刺激により毒性を発現する植物

食べただけでは何ら問題はないが，その後にある種の刺激が加わると毒性を発現する植物が知られている。とくに注意が必要なのが，私たちが摂取する機会がもっとも多いと考えられる光過敏症を誘発する植物群である。イチジク，パセリ，ヘンルーダはフロクマリンと呼ばれる化合物を含んでおり，これらの植物を大量に食した後，日光に曝されると，発疹が生じ，ひどい場合には火傷などの光過敏症を引き起こす危険性が指摘されている（山崎ら，1985）。したがって，これらの食品に関しては過度の摂取を控える必要がある。

また，オトギリソウ（写真6-3）やセイヨウオトギリソウにも光過敏症を起こすヒペリシンが含まれている。セイヨウオトギリソウは，欧米で聖ヨハネ草（セントジョーンズワート）とよばれ民間薬として多用されており，日本でも近年使用されるようになってきた。しかしながら，上記のように光過

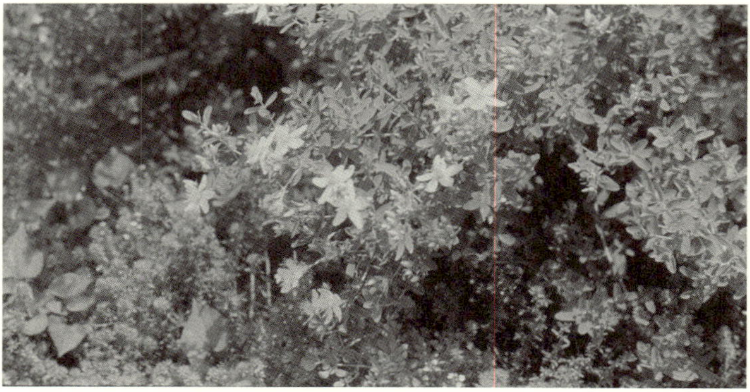

写真 6-3 オトギリソウ

敏症を引き起こす危険があるので，安全性が確認されるまでその使用を避けるべきである。

　また，それ自身では発ガン作用を示さないが，発ガン物質を同時に摂取すると，著しく発ガンの危険を高める作用（補発ガン作用）を有する植物がある。ハズやポインセチアがこの性質を有している。かつてハズは下剤として利用されてきたが，現在ではほとんど使用されなくなっている。また，ポインセチアはクリスマス時に飾る観葉植物であり，食べる習慣はないが，ハワイでは子供が食べて死亡した事故が報告されている（植松，2000）。したがって，乳幼児の誤食に注意を払う必要がある。

(3) 薬として使用されるが少量の摂取でも危険な植物

　山野草のなかには，少量でも死に至らしめる強い毒性を有する植物が存在しており，時折これらの植物による中毒事件が新聞などで報じられている。とくにトリカブトは（写真6-4），植物のなかでも最強の毒性を有しており，山菜のニリンソウと間違って食べて，死亡する事故が時々起こっている（山崎ら，1985）。トリカブトの有毒成分は植物全体に存在しており，とくに根における含量が高い。漢方では本植物の塊根を附子と称し，強心を目的に使用されるが，加熱処理などの減毒処理を施したものを使用する。いずれにし

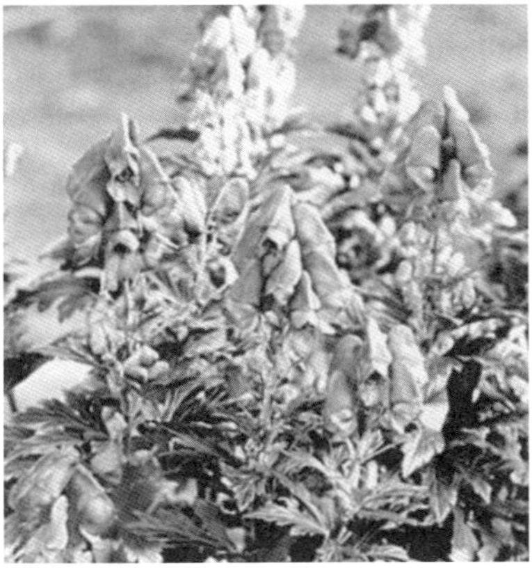

写真 6-4　トリカブト 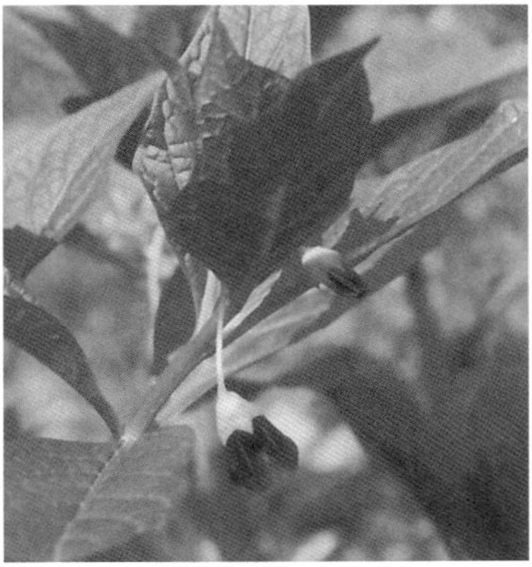　　　　　写真 6-5　ハシリドコロ

ても，毒性が強いので素人療法で使用してはいけない。

　また，本邦に自生するハシリドコロ（写真6-5）も山菜と間違って誤食されるケースが報告されている。全草有毒で，とくに根茎に有毒成分が多く，本植物を摂取すると，興奮，狂騒状態を起こして，死に至る。生薬として利用されるロート根はハシリドコロの根茎で，胃薬や目薬に使用されるヒヨスチアミンやスコポラミンを含んでいるが，素人が使用するのは非常に危険である。

　本邦では自生してないが，植栽される有毒植物としてジギタリスがある。この植物は食用のコンフリー（ヒレハリソウ）と間違って食べて死亡した事故が報告されている。ジギタリスの葉にはジギトキシンと呼ばれる強心作用を有する成分が含まれており，強心薬として現在でも汎用されている。しかしながら毒性が強く安全域が狭いうえに蓄積性があるので，臨床使用が難しい薬品として有名である。

(4) 接触により皮膚炎を起こす植物

　ウルシ（樹液）やイチョウ（果実）などが有名で，接触することによりアレルギー性の皮膚炎を起こす。また，ポインセチア，ヤマノイモ，セイヨウ

写真 6-6　アサ　　　　　　　　写真 6-7　ケシ

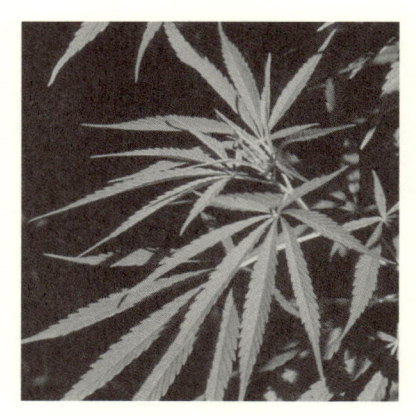

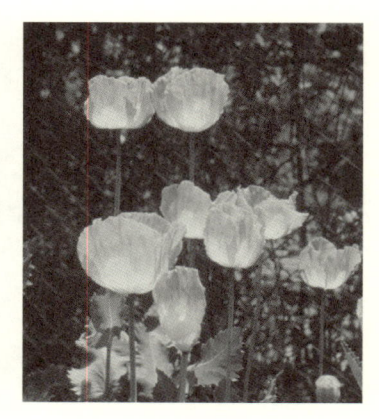

サクラソウ，コンニャク，キーウィ，チューリップもかぶれを引き起こすことが知られている。

(5) 強い精神作用を有する植物

　幻覚などの異常な精神作用を示す植物は意外に多い。アサ（写真6-6）は，繊維植物として古くから栽培されてきたが，幻覚作用をすることから，世界各国でその乱用が問題となっている。いわゆる大麻，マリファナとは本植物の葉や未熟果穂(かすい)を乾燥したものである。マリファナに含まれる幻覚成分が比較的強い鎮痛作用を有し，下記に述べるモルヒネに比べて中毒がおこりにくいことから，近年マリファナの臨床応用への期待が世界各国で高まりつつある。しかしながら，マリファナの幻覚成分の安全性に関しては，不明の点が多く，今後の研究の進展がまたれる。海外では本植物を合法的に入手できる国もあるが，日本では，大麻取締法によって厳しく使用や栽培が制限されている。

　ケシ（写真6-7）の未熟果実から採取されるアヘンは，モルヒネと呼ばれる麻薬性を示す成分を含有している。本植物やその抽出物もアヘンおよび麻薬取締法によって所持や栽培が制限されている。モルヒネは，強力な鎮痛作用を有することから，欧米では末期ガン患者の疼痛(とうつう)治療にもっとも有効な薬

物の一つとして，汎用されている。しかしながら，健常人を容易に中毒状態に至らしめ，いったん中毒に陥ると道徳的退廃が著しくなり，犯罪を犯す人も少なくない。幸いなことに日本では麻薬犯罪は非常に少ないが，欧米各国では，モルヒネ類に関する麻薬問題がきわめて深刻な社会問題となっている。このように，モルヒネは恐ろしい性質を有するので，その使用を忌避する医者もいるが，最近の研究では激しい痛みのある人は，モルヒネ中毒になりにくいとの報告がなされている。ちなみに，モルヒネによるガンの疼痛治療を受けている患者で，廃人になった人は皆無である。

麻薬取締法によって規定されているコカノキは，南米原産の常緑低木で，原住民は葉をかんで，興奮剤として使用していた。本植物には局所麻酔剤に使われるコカインを含んでいるが，乱用により，幻覚妄想を起こす。とくにアメリカなどでコカインの乱用が大きな社会問題となっている。

(6) 発ガン性を有する植物

強い発ガン性を示す植物も，身近に存在している。たとえば，ソテツの種子に含まれるサイカシンと呼ばれる成分は，ラットを用いた実験で肝臓，腎臓，小腸などに高率でガンを発生させる。ただし，かつてソテツを主要デンプン源としていたグアムなどの住民には，ガンよりはむしろ筋萎縮性側索硬化症が多発することが報告されている（山崎ら，1985）。

ソテツに関しては本邦では食べる習慣はないので問題ないが，日本人が好むワラビやフキノトウなどの山菜は非常に強い発ガン作用を有することから，注意が必要である。これらを大量に食べるのは控えた方が賢明と思われる。

(7) ま と め

普段の生活では強い毒をもった植物を摂取する機会は少ないと考えられるが，自分で採取してきた山菜を食べる際には，注意が必要と考えられる。とくに，上記で説明したように少しの植物を摂取しただけでも，死亡に直結するような有毒植物が日本にも自生しているので，知らない植物を絶対に口にするべきではない。また，ワラビやフキノトウを好んで食べる人は少なくな

いが，両者ともに発ガン物質を含んでいるので，一度に大量に食べたり，少しずつでも長期間摂取することは，避けるべきであろう。

3. 発ガンを抑制する植物性食品

ガンの発症に対して，種々の原因物質が考えられており，紫外線，放射線，ウイルス，化学物質などが代表的な発ガンの要因である。しかしながら，これらと並んで運動不足や欠陥のある食生活がガンの発症に大きく関与していることが報告されている。専門家によるガン危険率の計算では，ガンの発生には喫煙が1/3，食生活が1/3，その他が1/3が関与する可能性が指摘されている（渡邊, 2000）。また, ガンの疫学者は食品添加物や農薬よりは日常の食生活が発ガンに大きな影響を及ぼすとのデータを発表している（図6-2）。たとえば，飽和脂肪酸やリノール酸のような不飽和脂肪酸を大量に摂取すると乳ガン, 子宮ガンや大腸ガンになりやすく，亜硝酸塩を含む食品（ハクサイやホウレンソウ）と魚介類を同時に摂取すると胃ガン発症の危険性が増す。

しかしながら，良好な食生活は，逆にガンの発生を有意に抑える。日本では死因の1位がガンであるため，ガンが多い国と思っている人が多いが，国際的にみれば比較的少なく，これは日本人がたくさんの種類の植物性食品を摂取しているためであるといわれている（渡邊, 2000）。実際にアメリカ国立

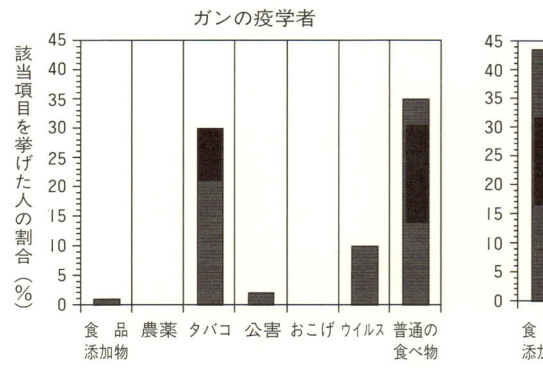

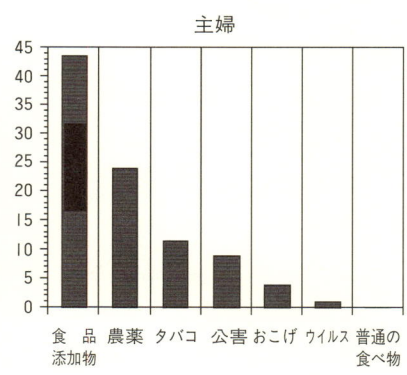

図6-2　ガンの原因に対する考え方（複数回答）

表6-1 カロチノイドの種類

化 合 物	性　　質	含有食品
α-カロチン	β-カロチンより発ガン抑制効果大	トマト，ニンジン
β-カロチン	発ガン抑制効果，発ガン促進効果	トマト，ニンジン
ルテイン	皮膚ガンの抑制効果	ホウレンソウ
フコキサンチン	強力な発ガン抑制効果	ヒジキ

ガンセンターが明らかにした発ガン抑制効果がある植物性食品には，日本人が普段摂取している食品が少なくない。以下発ガン抑制が認められた植物性食品について説明する。

(1) 緑黄色野菜

トマト，ニンジン，ホウレンソウなどの緑黄色野菜にはカロチノイドとよばれる色素成分が含まれている。カロチノイドにはいろいろなものが知られており，α-カロチン（トマト等），β-カロチン（トマト等），ルテイン（ホウレンソウ）などが多くの緑黄色野菜に含まれている（表6-1）。動物を使った実験で，α-カロチン，β-カロチンはともに肺ガンや皮膚ガンの発生を抑制することが証明されており，とくにα-カロチンの方が効果的である（西野，2000）。また，ルテインも皮膚ガンや大腸ガンに対して優れた抑制効果を示す。

このようにカロチノイドが優れた作用を有することから，人間に多量のβ-カロチンを3年から5年にわたって投与したところ，肺ガンや前立腺ガンを発症する危険性が増大したとの報告がなされた。このように，有益な作用をもつと思われる化合物を大量にしかも長期間摂取し続けると，逆に毒性を発現する可能性がある。カロチノイド類を摂取する場合には，ビタミン剤のように純粋な形で摂取するよりは，野菜を食べた方が安全と思われる。

(2) 含硫化合物含有食品

ニンニク，タマネギ，ネギ（ユリ科植物）やカブ，キャベツ，ダイコン，ブロッコリー（アブラナ科植物）は特有のにおいを有するが，これらのにお

いは硫黄を有する成分(含硫化合物)に起因する。アメリカ国立ガンセンターの研究によれば,ニンニクやキャベツなどはとくに発ガン抑制に重要である(大澤,2000)。

(3) フラボノイド含有食品

フラボノイド含有食品として,とくにダイズが重要である。ダイズにはダイゼインやゲニステインと呼ばれるフラボノイドが含まれており,この成分が乳ガンや子宮ガンなどの女性特有のガンを抑制する。日本人は欧米人に比べ,これらのガンで死亡する人が少ない一因として,ダイズやダイズ製品の摂取量が多いことがあげられている。またゲニステインには骨を強くする作用を有することから,骨粗鬆症の予防にも良いとされている。

しかしながら,これらのフラボノイドは内分泌攪乱作用(環境ホルモン様作用)を示すことから,幼児にダイズやダイズ製品を多量に摂取させるのは注意が必要である(山崎,1999)。

(4) 海藻類

日本人が日常摂取する海藻類として,ワカメ,コンブ,ノリなどがあるが,これらは非常に有用な成分(カリウム,カルシウム,鉄,ビタミンA,B,C,エイコサペンタエン酸)をたくさん含んでいる。たとえば,エイコサペンタエン酸には各種ガン,肥満,アレルギー体質の予防効果が証明されている。また,海藻に含まれているフコダインという化合物は,肝細胞増殖ファクター(HGF)の合成を促進し,各種成人病の予防や発ガンの抑制に大きな効果を示す(図6-3)。

沖縄県ではガンによる死亡率が低く,百寿者比率が高いことや平均寿命が長いことが知られている。これは温暖な気候や温かい社会環境などに加え,海藻摂取量の多さも沖縄県人の健康を支えている可能性が考えられる。

このように,海藻類には非常に優れた性質が見いだされているが,ふしぎなことにアメリカ国立ガンセンターの調査結果には,健康食品としての海藻類はほとんどみあたらない。おそらく欧米人は海藻類の摂取を嫌う人が多い

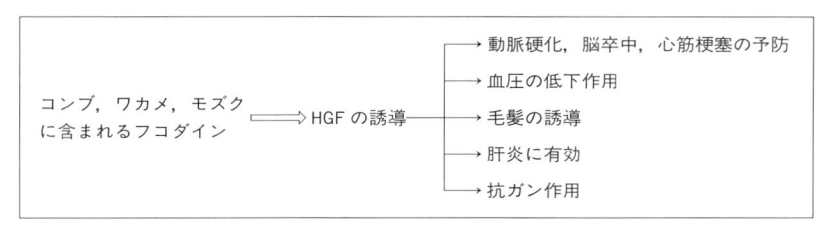

```
コンブ,ワカメ,モズク    →動脈硬化,脳卒中,心筋梗塞の予防
に含まれるフコダイン ⇒ HGFの誘導 →血圧の低下作用
                              →毛髪の誘導
                              →肝炎に有効
                              →抗ガン作用
```

図 6-3　海藻類に含まれるフコダインの効果

ためと思われる。

(5) まとめ

アメリカ国立ガンセンターはさまざまな植物性食品が強い発ガン抑制作用を有することを報告している。しかしながら,発ガン作用が認められたβ-カロチンや環境ホルモン様作用を示すと考えられているダイズのように,過食すると有害性が発現する植物性食品もあることから,注意が必要である。また,日本人の寿命が明治以降延びたのは,医学の発達とともに,肉食を始めたこともその一因と考えられている。したがって,植物性食品のみの食生活は望ましくない。

4. ガンや成人病を防ぐ脂肪酸

脂肪酸はその構造により,飽和脂肪酸と不飽和脂肪酸に分類されるが,一般的に前者(飽和脂肪酸)は牛や豚などの動物性脂肪に多く,後者(不飽和脂肪酸)は植物油や魚油に多く含まれる。これらの脂肪酸はエネルギー源として使用されるのみならず,細胞を作るのに利用され,生命を維持するうえで非常に大切な食物成分である。

近年の研究により,摂取する脂肪酸の種類が成人病の発症や予防を大きく左右することが明らかにされた。飽和脂肪酸を過度に摂取すると,肥満や高脂血症などを引き起こし,難治性の成人病に進展する危険性が指摘されている。一方,不飽和脂肪酸に関してはリノール酸は健康に良い脂肪酸として,

大きな注目を集めたが，現在では本脂肪酸の過度の摂取で健康を損ねる危険性のあることが指摘されている。本項では不飽和脂肪酸の効能について述べる。

(1) リノール酸（不飽和脂肪酸）

血中コレステロール量を低下させることから，以前では健康に良い脂肪酸として注目されていたが，過度のリノール酸の摂取により下記の疾病を引き起こすことが報告されている。したがって，リノール酸含有食品の摂取には注意が必要と思われる。
・各種ガン（大腸ガン，乳ガン，前立腺ガン等）を発生させる。
・血栓性が上昇し，このため心筋梗塞や脳梗塞を引き起こしやすくなる。
・アトピー性皮膚炎などのアレルギー体質を引き起こす。

(2) オレイン酸（不飽和脂肪酸）

リノール酸でみられるような有害な作用が少ないことから，近年注目されている脂肪酸の一つであるが，リノール酸に比べ，動脈硬化を起こしやすいとの実験結果が報告されている。

(3) リノレイン酸，ドコサヘキサエン酸（DHA），エイコサペンタエン酸（EPA）（多価不飽和脂肪酸）

これらの脂肪酸にはさまざまな有用な作用（血中中性脂肪低下作用，血液凝固抑制作用，抗肥満作用，インスリン抵抗改善作用）が確認されており，健康食品として注目を集めている（江崎，1999）。本脂肪酸は非常に酸化されやすく，酸化脂肪酸は毒性が強くなるので，摂取する際に，注意が必要である（古い油には酸化脂肪酸が多いので，新鮮なものを使う）。

(4) 各種食用油の組成

さまざまな食用油が市販されているが，大部分がオレイン酸やリノール酸が主成分である（表6-2）。

第6章　薬用植物と人間の関係

表6-2　各種食用油の組成

リノール酸を含む食品	リノレイン酸，DHA，EPAを含む食品
ゴマ油（オレイン酸50%）　　（リノール酸39%）	海藻類（EPA）
ラッカセイ油（オレイン酸53〜71%）　　（リノール酸13〜27%）	シソ油（リノレイン酸）
コーン油（リノール酸34〜62%）　　（オレイン酸19〜49%）	魚油（DHA，EPA）
ダイズ油（リノール酸43〜56%）　　（オレイン酸15〜33%）	
オリーブ油（オレイン酸65〜85%）　　（リノール酸4〜15%）	
グレープシードオイル　　（リノール酸が主成分）	

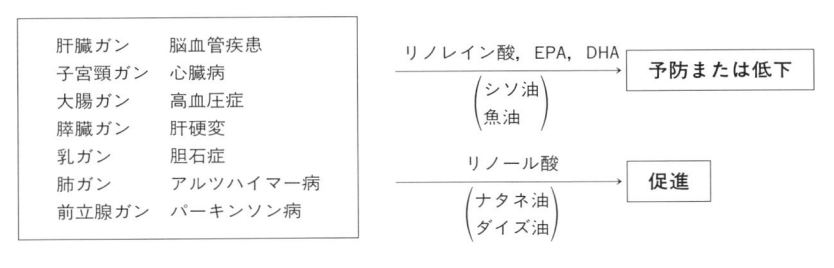

```
肝臓ガン    脳血管疾患         リノレイン酸，EPA，DHA
子宮頸ガン  心臓病           ──────────────→  予防または低下
大腸ガン    高血圧症           (シソ油)
膵臓ガン    肝硬変             (魚油)
乳ガン      胆石症
肺ガン      アルツハイマー病      リノール酸
前立腺ガン  パーキンソン病     ──────────────→  促進
                                (ナタネ油)
                                (ダイズ油)
```

図6-4　脂肪酸の性質

(5) まとめ

　数年前，植物油に含まれるリノール酸が血中のコレステロール値を低下させることから，盛んに植物性油が健康食品として宣伝されていた。しかしながら，近年の研究結果によりリノール酸の過度の摂取は，乳ガン，大腸ガン，アトピー性皮膚炎を引き起こしやすくなることが証明され，いわゆるリノール酸神話が崩壊してしまった（図6-4）。

　これに代わって注目を集めたのは，多価不飽和脂肪酸と呼ばれるリノレイン酸，DHAやEPAである。これらは，各種ガンや難治性の成人病の予防

に大きな効果を示すことが明らかにされているが，本脂肪酸のみの摂取も問題があることが報告されている。たとえば，イヌイットはDHAを大量に摂取しているので，血が凝固しにくく，血栓や動脈硬化による死亡率は非常に低いが，逆に脳内出血で死亡する例が多いとの報告がある。

現在，日本では食生活の欧米化に伴い，各種成人病の原因となる飽和脂肪酸やリノール酸の過度の摂取が問題になりつつある。日常の食事の際に，これらの脂肪酸を摂取せざるを得ないが，健康な生活を送るには，魚食も取り入れるなどバランスのよい食生活を心がけるのが最善だと考えられる。

5. カフェイン含有飲料

世界各国で，茶，コーヒー，ココアなどのさまざまな嗜好飲料が飲まれているが，なかでも茶はもっとも飲用の歴史が長く，紀元前1世紀にはすでに，「僮約」と呼ばれる中国の戯文に茶の飲用を示すような文章がみられる。中国では6世紀後半に喫茶が広まりはじめたが，日本では栄西が中国から持ち帰った茶の種子を脊振山に播いて育てたのが発端となり，喫茶が普及しはじめたといわれている。ヨーロッパ人の茶の飲用のきっかけは16世紀マカオでポルトガル人が交易をはじめてからである。

コーヒーノキはエチオピア原産の植物で，古くから葉や豆を煎じて薬用にする習慣があった。9世紀に入りペルシャに伝播し，コーヒー豆を熱湯で煮出して飲んでいた。15世紀にイスラム教の支配者がペルシャ風コーヒーの飲用を確立して以来，急速に普及しはじめた。ヨーロッパには17世紀頃に伝わったとされる。

ココアはカカオの種子を原料とする飲料で，原産地の中南米では古くから飲まれていた。カカオの種子を発酵させ，炒った後，ペースト状にしたもの（カカオマス）に，砂糖を加えたものがチョコレート，脱脂したものがココアである。ココアは16世紀初め頃ヨーロッパに紹介されたが，一般に普及しはじめたのは19世紀オランダのバン・ホーテンがカカオ豆を脱脂し，水に溶けやすい粉末ココアを発明してからである。

第6章　薬用植物と人間の関係　　125

　以上のように世界各国でさまざまな嗜好飲料が飲まれているが，アメリカ国立ガンセンターが調査したところ，緑茶に非常にすぐれた発ガン抑制効果があることが明らかとなった。さらに，近年の研究によっても，緑茶の強い発ガン抑制作用が証明されているので，以下緑茶の有用性について概説する。

(1) **茶の種類**

　いろいろな種類の茶が市販されているが，これらはいずれもチャ（あるいはチャノキ）を原料植物としており，製法により不発酵茶（緑茶），半発酵茶（ウーロン茶），発酵茶（紅茶）および後発酵茶（黒茶，プーアル茶）に分類される（図6-5）。不発酵茶は摘葉後，速やかに加熱処理することにより，内在性の酸化酵素を失活させた後，もんで乾燥する。したがって，緑茶ではポリフェノール類には変化がなく，茶の色は新鮮葉と変わらない緑色を呈する。半発酵茶は摘葉後，1日ほどしおらせた後，もみ，次いで加熱乾燥する。しおらせる際に，ポリフェノールが酸化酵素の作用によって，赤色の化合物に変換される。ウーロン茶が赤色を帯びているのは，この赤色化合物のためである。発酵茶はさらに強く発酵を進ませたもので，摘葉後，しおらせ，もんだ後，2，3時間発酵させ，加熱乾燥する。後発酵茶は摘葉後直ちに加熱処理する点では，不発酵茶と同じであるが，もんだ後，堆積して発酵させる。この堆積の過程で微生物の作用によって発酵する。すなわち，ウー

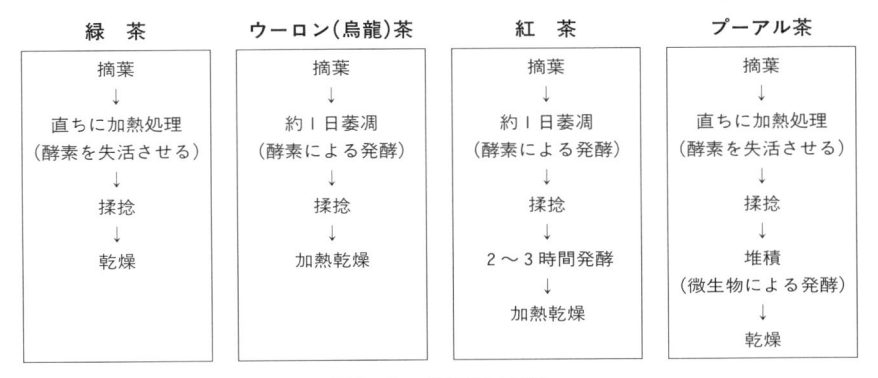

緑茶	ウーロン(烏龍)茶	紅茶	プーアル茶
摘葉 ↓ 直ちに加熱処理 （酵素を失活させる） ↓ 揉捻 ↓ 乾燥	摘葉 ↓ 約1日萎凋 （酵素による発酵） ↓ 揉捻 ↓ 加熱乾燥	摘葉 ↓ 約1日萎凋 （酵素による発酵） ↓ 揉捻 ↓ 2～3時間発酵 ↓ 加熱乾燥	摘葉 ↓ 直ちに加熱処理 （酵素を失活させる） ↓ 揉捻 ↓ 堆積 （微生物による発酵） ↓ 乾燥

図6-5　各種茶の製法

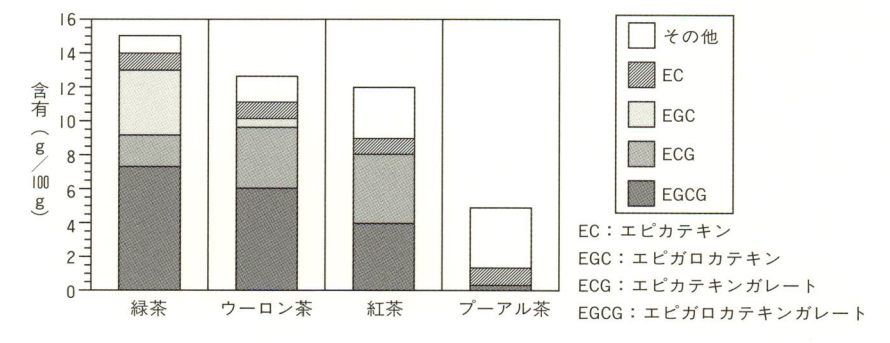

図 6-6　各種茶のカテキン含量

ロン茶や紅茶は，チャノキ自身の酵素によって発酵したものであるが，プーアル茶は微生物の作用によって発酵した点で，大きく異なる。

(2) 各種茶のカテキン類の含量

茶にはカテキンと呼ばれる，植物ポリフェノールが大量に含まれており，これらの化合物が発ガンの抑制に関与していることが各種実験で証明されている。それぞれ製法の異なる緑茶，ウーロン茶，紅茶，プーアル茶におけるカテキン類の含量を図6-6に示す。緑茶がもっとも高く，次いでウーロン茶，紅茶の順で，プーアル茶のカテキン含量は著しく低い。緑茶が抗ガン活性が高いのは，カテキン含量が高いことによるものと考えられる。

(3) 緑茶のガンの予防効果

緑茶の生産地である静岡県におけるガンの標準化死亡比を調査したところ，胃ガン，肺ガン，肝臓ガン，子宮ガン，乳ガンともに，全国平均より低いという驚くべき結果が報告された。また，静岡県内でも，緑茶の主生産地の一つである中川根町の胃ガン標準化死亡比が，著しく低い（全国平均に比べ30％以下）ことが判明した。さらに，茶の生産地での緑茶の摂取頻度は，非生産地に比べ高いことから，お茶の多飲は発ガンを抑制する可能性が示唆された。同様の結果は，世界中で報告されており，上海近郊の緑茶多飲地区

では著しく胃ガンの発生が低い。

　このように疫学的調査のみならず，動物を使用した研究でも，茶のエキスや茶カテキン類が食道ガン，十二指腸ガン，結腸ガン，腺胃ガン，前胃ガン，乳ガン，大腸ガン，肺ガン，肝臓ガン，小腸ガン，皮膚ガンなどの各種ガンの発生を有意に抑制する（黒田・原田，1999）。

(4) 緑茶の血圧上昇抑制作用

　0.5％カテキン添加飼料を用いて高血圧自然発症ラットを飼育したところ，無添加食に比べ，明らかに血圧が降下する。アンギオテンシンⅡという物質が体内で生成することから血圧上昇が起こると考えられている。カテキン類はこのアンギオテンシンⅡの生成を阻害することにより，血圧上昇を抑制するものと考えられている（黒田・原田，1999）。

(5) 緑茶の抗菌作用

　緑茶の抽出エキスはブドウ球菌，腸炎ビブリオ，ウェルシュ菌，ボツリヌス菌などの食中毒菌やスタフィロコッカス，クロストリジウム，エロモナスなどの腸内悪玉菌に対して強い殺菌作用を示す。また，胃ガンの原因の可能性が指摘されているヘリコバクター・ピロリ菌にも効果があることが報告されている。非常に興味深いことに，人間の腸内にはビフィズス菌や乳酸菌などの善玉菌が存在しているが，お茶のこれらに対する殺菌効果は非常に小さい（黒田・原田，1999）。

(6) 抗糖尿病作用

　炭水化物を摂りすぎると糖尿病をはじめとする各種成人病を誘発するが，とくに近年，栄養状態の好転により糖尿病が本邦で増加しつつある。食品に含まれるデンプンや砂糖は体内の酵素によって分解されてはじめて，体に吸収されたり，血糖値が上昇したりするのだが，緑茶はこの糖分分解酵素を阻害する。実際に，デンプンや砂糖を人間に投与する際に，茶カテキンを同時に摂取した場合には，明らかに血糖値が下がっていることが証明されている。

このことは，緑茶が抗糖尿病作用のみならず抗肥満作用を有することを示唆している（黒田・原田，1999）。

(7) まとめ

緑茶は，上記以外にも抗ウイルス作用，抗歯周病作用，抗痴呆作用，抗高脂血症作用などを有することが報告されている。これらの効果を期待するには，毎日5杯から10杯程度の緑茶を飲み続ける必要があるといわれている。ただし，緑茶を飲む際には，以下のことに注意せねばならない。

緑茶にはカテキン類が含まれており，これが金属と結合することによって，金属の体内への吸収が阻害される。妊婦や貧血傾向の人は鉄分の摂取が必要であるが，お茶を飲み過ぎると，鉄分の不足が懸念される。

茶には中枢興奮作用を示すカフェイン類が含まれており，大量にお茶を飲むと寝付きが悪くなる。摂取されたカフェインの作用は2時間ほど続くので，夕食後に大量のお茶を飲むのは控えた方が良い。

また，カフェイン類が胃液の分泌を促進することから，空腹時のお茶の摂取は胃潰瘍を引き起こす可能性がある。実際，カフェインの大量投与によりラットやマウスに胃潰瘍を起こすことが示されている。

6. アルコール含有飲料

アルコール含有飲料，すなわち酒には穀物酒と果実酒がある。歴史的にみると穀物酒より果実酒のほうが古いとされている。穀物酒は人為的に酵母を加えねばならないが，果実酒の方は，ワインにみられるように，葡萄果実表面に酵母が付着しているため，条件次第では自然にアルコールが生成する。したがって，人類が穀物酒よりも，果実酒を容易に発見できたと考えられる。酒は百薬の長といわれているように，適度に摂取すれば，体に良いことが知られている。さらに近年の研究で酒のなかでもとくにワインが心疾患の予防に有効であることが，明らかにされている。

心臓病と肉の消費量には正の相関がみられ，肉の消費量が多い国ほど，一

般に心臓病死亡率が高くなる。しかしながら，興味深いことにフランスでは肉類の消費量が著しく高いにもかかわらず，心臓病死亡率が低い（フレンチパラドックス）。その理由を調査した結果，赤ワインの摂取量が多い国では，肉の摂取量が多くても，心臓病死亡率が低いことが明らかとなった。これを契機に，赤ワインがきわめて体に良いことが知られるようになった。本項ではワインの効能について概説する。

(1) 動脈硬化の原因

動脈硬化とは血管壁が肥厚して血管の内腔が狭くなる状態で（図6-7），血液の循環がストップしてしまう。血管内腔が半分以上狭くなっても，血流量の変化は正常状態とまったく変わらないので，動脈硬化を起こしても，自覚症状がないことが多い。しかしながら，動脈硬化が脳血管で生じれば脳梗塞，心臓の血管で起これば心筋梗塞を引き起こし，危険な状態におちいる。動脈硬化による心疾患の危険度は，高コレステロール血症，高血圧症，タバコの喫煙者で，非常に高くなる。

動脈硬化は，血中のコレステロールやトリグリセリドの値が高くなる高脂血症の患者に多発することが20世紀初頭より知られていた。その後，さらに詳細に調べた結果，コレステロールのなかでも悪玉コレステロール（低比重リポプロテイン：LDL）が，動脈硬化を引き起こすことが判明した。

悪玉コレステロール（LDL）は体内に存在する活性酸素の作用によって酸化され，酸化変性LDLに変換された後，マクロファージにとりこまれ，血管壁に蓄積し，動脈硬化が起こる（図6-7）。したがって，動脈硬化を予防するためには，悪玉コレステロール（LDL）を増加させないことと，LDLを酸化変性LDLにしないことが重要である。赤ワインにはLDLを酸化変性LDLに変換する反応を阻害する成分が含まれていることが明らかとなった（吉川，1998）。

(2) ワインの成分

ワインにはさまざまな成分が含まれているが，カテキン類，ルチン，ケル

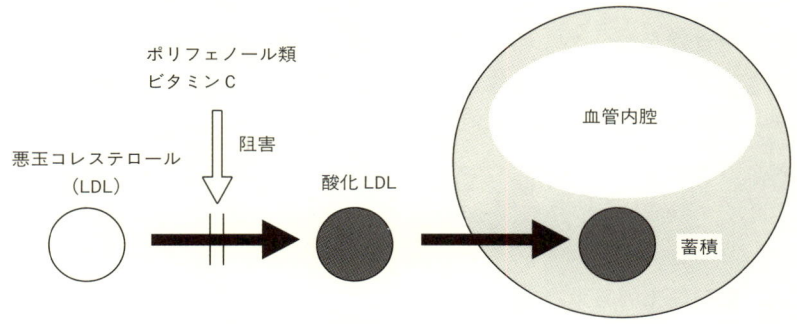

図6-7 動脈硬化の発生メカニズム

表6-3 各種ワインのポリフェノール含量

フェノール類	赤ワイン (mg/ml)	白ワイン (mg/ml)
カテキン	191	35
エピカテキン	82	21
没食子酸	95	7
シアニジン	3	0
ルチン	9	0
ケルセチン	8	0
ミリセチン	9	0
コーヒー酸	7	3
レスベラトロール	2	0

セチン，コーヒー酸などのポリフェノール類が，LDLから酸化変性LDLへの反応を阻害する有効成分であることが判明した。ワインには赤ワインと白ワインがあるが，ポリフェノールの含量は，赤ワインの方が白ワインに比べいずれもかなり高い（表6-3）。したがって，心臓病を予防するには赤ワインの方が有効であることは，成分検索からも支持された（吉川，1998）。

(3) 赤ワインの効能

赤ワインがLDLの酸化反応により動脈硬化を予防することは，上記で述べたが，血小板凝集の面からも赤ワインが優れた性質を有することが明らか

にされている。血液中の血小板が凝集すれば，血栓形成が起こりやすく，血行障害が生じやすい。飲酒中は血小板凝集が抑制されるが，飲酒中止後には逆に血小板凝集が促進され，血栓が生じやすくなる。とくに飲酒中止後に，血栓症や脳卒中が多いのはこのためである。しかしながら，フランスなどでは，このような報告が少ないので，赤ワインの性質を調べた結果，白ワインや他のアルコールと異なり，赤ワインの飲酒中止後でも血小板凝集抑制作用は持続することが判明した。

そのほか，赤ワインを多飲している地区では，アルツハイマー型の痴呆が低いとの疫学的調査や，発ガン抑制効果，高脂血症改善効果などが報告されている（吉川，1998）。

(4) まとめ

以上のように赤ワインは非常に優れた性質を有することが証明されているが，過度の摂取はアルコール性肝障害や高血圧症を引き起こす危険性がある。グラス1～2杯の量が適量であるといわれている。

7. おわりに

私たちの身の回りに存在している植物は，正しく利用すれば健康増進に重要な働きをすることが明らかになりつつある。ただし，健康に良いと思われる植物性食品などがみつかれば，そのものを毎日大量に摂取する人がみられるが，これはある意味では危険なことである。どのような植物にも，有毒成分や少量では体に良いが大量では毒性を示すような化合物も含まれている。たとえば，キャベツなどはアメリカ国立ガンセンターが報告した発ガン抑制食品の代表的なものであるが，大量に摂取すると甲状腺異常を引き起こすといわれている。また，先に説明したように，ダイズ，カロチノイド，フキノトウなども大量に食べ続けると，有害な性質が発現する懸念が指摘されている。これらの危険性を避ける賢明な方法としては，①珍味を求めない，②偏食をしない，③多種類の食品を少量摂取するなどが考えられる。

参考文献

江崎　治．1999．魚油摂取による生活習慣病の予防機序　薬剤と栄養との接点．ファルマシア 35(11)：1146-1150．

黒田行昭・原田征彦．1999．『お茶はなぜ体によいのか』（裳華房，東京）．

西野輔翼．2000．天然カロチノイド．暮しと健康 55(11)：18-20．

大澤俊彦．2000．ポリフェノール．暮しと健康 55(11)：21-23．

植松　黎．2000．『毒草を食べてみた』（文藝春秋，東京）．

渡邊　昌．2000．食べ物でどこまでガンは抑えられるか．暮しと健康 55(11)：14-16．

山崎和男．1999．植物由来の内分泌攪乱化学物質．ファルマシア 35(3)：235-240．

山崎幹夫・中嶋暉躬・伏谷伸宏．1985．『天然の毒―毒草・毒虫・毒魚―』（講談社サイエンティフィック，東京）．

吉川敏一．1998．『フラボノイドの医学』（講談社サイエンティフィック，東京）．

森元　聡．2002．薬用植物と人間の関係―毒となる食品，薬となる食品―．pp. 111-132．松尾英輔・正山征洋（編著）．『植物の不思議パワーを探る―心身の癒しと健康を求めて―』（九州大学出版会，福岡）．224 ページ．

第7章
心の健康とガーデニング

板井修一

1. ストレス社会と心の健康

(1) 頑張る日本人

　2000年の夏は，高橋尚子選手のシドニー・オリンピック女子マラソン優勝で，日本国中がわきたった。ゴールを駆け抜けた彼女のさわやかな笑顔は，過酷な練習のつらさをかけらも見せないものであった。オリンピックが終わるとすぐに，彼女には国民栄誉賞が授与された。国民に与えた感動の大きさを考えれば，その功績は受賞にふさわしいものであった。

　ところで国民栄誉賞は，「広く国民に敬愛され，社会に明るい希望を与えることに顕著な業績があった者に対して，その栄誉を讃えることを目的として」，昭和52 (1977) 年，福田赳夫首相の時に創設されたものである。第1号受賞者は，ホームラン世界記録を樹立した王貞治選手（昭和52年）である。たゆまぬ努力を讃えての授与であった。その後，芸能界からの受賞者が続くが，昭和59 (1984) 年には世界五大陸最高峰への命がけともいえる登山を成功させた冒険家植村直己氏と，ロサンジェルス・オリンピックの柔道で骨折をしながらも優勝を果たした山下泰裕選手が受賞した。さらに昭和62 (1987) 年には，デッドボールによる怪我をたびたび負いながらも，2,215試合連続出場という前人未踏の世界記録を達成した広島カープの衣笠祥雄選手が受賞している。彼の「鉄人衣笠」という呼び名は，怪我をものと

もしない意志の強さをよく表したものである。

彼らは，その時代のヒーローであり，そこには社会が期待する人間像が投影されている。バブル経済の崩壊まで，右肩上がりの経済発展を支えてきたのは，ひたむきにあるいはがむしゃらに頑張り続けてきた無名の企業戦士たちであった。社会が必要としていたのは，家庭や家族を犠牲にしても，仕事に没頭する仕事人間であった。彼らは，誰からも表彰されることはなかったが，先に述べた王選手や衣笠選手たちの跡を継ぐものたちであった。

しかし，いまここにきて多くの人たちが，がむしゃらに頑張りつづけることに疲れ，頑張らない生き方もあるのだと気づきはじめたようである。そのこともあってか，ここ最近の国民栄誉賞受賞者には，以前とは違う表情の人たちが選ばれるようになった。平成4（1992）年には，漫画「サザエさん」で庶民の日常を温かい目で描き続けてきた長谷川町子さんが受賞し，平成8（1996）年には，映画「男はつらいよ」で寅さん役を人情味豊かに演じ，笑いを与え続けてくれた渥美清氏が受賞している。私たちは，サザエさんや寅さんの姿から，歯を食いしばり肩肘張って頑張らなくても（否，頑張らない方が），人間らしく幸せでいられることを教えてもらったように思う。

(2) 頑張りすぎは不健康

頑張ること，勤勉であることは，人間として望ましい特性であり，決して否定されるべきものではない。しかし，過ぎたるは及ばざるがごとしである。過度な頑張りは，体だけでなく心も痛めつける結果を招くことになる。

ワーカホリック（workaholic）という状態の人がいる。アルコホリック（alcoholic）をもじった命名である。アルコホリックがアルコールへの依存症を指すように，ワーカホリックは仕事への依存症である。アルコール依存症者が，何らかの不安を紛らわせたりストレスから逃れるために，アルコールを連続的かつ過剰に摂取するのと同じように，ワーカホリックは，仕事にのめり込むことによって不安やストレスから逃れようとしているのである。そのために，職場から離れたり仕事から離れると，かえって不安が高まってしまうのである。仕事がいのちであり，いのちより大切なのが仕事になって

しまっているのである。

　昭和63（1988）年頃から，過労死が社会問題として注目されるようになった。国はこの年，わが国の労働時間が先進資本主義諸国と比較して長いとの批判を受け，平成4（1992）年までに週40時間，年間1,800時間に短縮するという目標を示した。しかし，それから10余年が経過したにもかかわらず目標は達成されず，過労死の犠牲者は後を絶たない。過重な仕事を拒否できず，休むことなく働きづめに働いた結果招いた死である。勤勉であることが期待され，まじめに頑張って応えようとしたために起きた不幸な結果である。まじめに頑張る生き方は正しいことではあるが，頑張りすぎることは体や心には決してよいことではない。決して，いい加減に手を抜く仕事ぶりをよしとするわけではないが，必要な休息をとることは，結果としてよい仕事につながるものである。

2. ストレスとどうつきあうか

　頑張ることに価値を置き，頑張り続けることが期待される社会は，ストレス社会ということができるだろう。ストレスに押しつぶされずに生き延びるには，どうすればよいのだろう。「園芸を楽しむこと」がストレス社会に生きる私たちにとって，どのような意味があるだろうか。このことを考えるための前提として，ここでは，まず，ストレスとは何かということと，ストレスとの上手なつきあい方について述べることとする。

(1) ストレスとストレッサー

　人間は，常に安定した状態を保とうとする。外部からの圧力に対しては，元に戻ろうとして，それを押し返しはね返す力が働く。この外部からの圧力をストレッサー（ストレス源）とよび，生体の内部で安定を取り戻すために働く力と，そこで生まれる緊張状態をストレスと呼んでいる。

　暑さ寒さといった自然現象である気候の変化から，失業や最愛の配偶者との死別といった心理社会的な出来事まで，人が生きていくうえで体験するは

とんどすべての事柄がストレッサーとなる。しかも，不快で苦痛なものだけがストレッサーとなるのではない。結婚や出産，昇進や栄転といった，本来ならば喜びごとであるはずの人生の出来事も，人によってはストレッサーになる。したがって，ストレッサーはどこにでもあるものであり，それがまったくない世界などというものはあり得ないし，完全に排除してしまうことは難しい。

しかし，何がストレッサーとなるかは個人差がある。同じことでも，それがストレッサーになるかならないかは，一人ひとりの条件によって異なる。たとえば，タバコが嫌いな人にとってはタバコの煙は耐え難いストレスになる。逆に，愛煙家にとっては，タバコの煙は誘惑にこそなれストレスとはならない。ストレッサーをどう認知するかによって，受けるストレスは違ったものになる。タバコの煙をたまらなくイヤと思えば一時も耐えられないが，なんとか辛抱できそうと感じられればどうにか耐えることもできるだろう。つらい気持ちを共感してくれる人が側にいれば我慢もできるが，誰からもわかってもらえないといっそうつらくなる。気の紛らわし方を知っていると助かるが，その方法を知らないと参ってしまうことになる。

(2) ストレスとの上手なつきあい方

ストレスに対する第一の対処方法は，ストレスの根源となっているストレッサーを除くことである。タバコの煙が耐え難いのなら，タバコの火を消させるか，煙のないところに自分から移動するかである。しかし，この方法では根本的な事態の解消にはつながらない。タバコを消させたために，相手から逆に煙たがられてしまい，別の新たなストレスを受けることにもなりかねないのである。

第二の方法は，ストレッサーに対する認知の仕方を変えるやり方である。タバコはダメ，絶対に受け入れられないと頑なに拒否的な構えを緩めてやると，ストレスの感じ方も変わってくる。

第三の方法は，困った事態について，具体的な対処方法を身につけることである。たとえば，相手にイヤな思いをさせずに，タバコの火を消させる言

い方を覚えるとか，誰に助けを求めれば事態の解決が図れるかについて知るといったやり方である。

　なかでもこれから述べる第四の方法が，一番現実的なやり方かも知れない。つまり，ストレスの感じ方そのものを変えてやることである。ストレスのため緊張したり，怒りの感情で心がいっぱいになっているとき，身体の緊張を緩めるリラクゼーション技術を身につけ実行できるようになると，ストレスの感じ方も緩和されてくる。あるいは，ストレスによって心のなかにわいてきた激しい感情のエネルギーを，スポーツで汗を流すことや，カラオケで大きな声を出すといった，社会的に受け入れられる形で発散，昇華させてしまうやり方である。こうした方法を身につけることができると，また別のストレス状況におかれたときにも，強いストレスに押しつぶされてしまうことがなくなってくる。

　これは，カタルシスといわれるやり方である。カタルシスは煙突掃除とも呼ばれている。煙突も長年使っていると煤がたまり，煙の通りが悪くなる。たまった煤を払う煙突掃除をすることで，煙がよく流れるようになり，火の勢いも盛んになっていく。心の煤も，時々払ってやらなければ，ストレスがたまってしまうことになる。

　このカタルシスの方法には，スポーツを楽しむことや，カラオケで大きな声を出すことのほか，おしゃべり，ショッピング，ギャンブルなどさまざまなやり方があるだろう。いいかえれば，しっかり遊ぶことがカタルシスになる。「ガーデニング」や「庭いじり」も，カタルシスのための手軽なよい方法である。外に出て新鮮な空気を吸うことや，力いっぱいに土を掘り起こしたり，土をこねたりいじったりする行為は，心のなかにたまったストレスを消し去って，新鮮な気持ちにさせてくれるのである。

(3)　**ストレスに強い人，弱い人**

　ストレスを上手に処理できる人もいれば，ストレスに負けてしまう人もいる。ストレスに弱い人の問題点を考えると，ストレスとの上手なつきあい方の秘訣がみえてくるだろう。

① ストレスを抱え込みやすいタイプA人間

アメリカの心臓病専門医のフリードマン（Friedman, M.）は，彼らのクリニックに受診してくる患者たちに，行動特徴として特有の共通性がみられることに気づいた。その発端は，クリニックに出入りする家具職人の，「他科の待合室の椅子と比べ，傷み方が早く，傷む場所が違う」との指摘であった。あらためて患者を観察してみると，とくに冠状動脈性心疾患の患者の多くが，ゆったりと落ち着いて椅子に座っていることができず，椅子に浅く腰掛け，すぐにでも立ちあがれるように座っていることに気がついた。彼ら特有の落ち着かない座り方のために，椅子の前張りの部分がすぐに傷んでしまっていたことがわかった。話し方もセッカチで，声も大きくイライラした感じが強いのも，他科の患者とは違う特徴であった。

こうした患者の性格は，その生き方がアグレッシブ（aggressive，攻撃的）であることから，タイプA性格と名づけられた。表7-1は，タイプA人間の行動の特徴をまとめたものである。彼らは，仕事に対していつも前向きであり，人との関係は競争的である。人に負け追い抜かれることが許せないタイプの人である。つまり彼らは，いつも心身ともに臨戦態勢にあるわけで，慢性的に血管が収縮し血圧が上昇した状態になっている。このために，冠状動脈性心疾患にかかりやすくなっているのである。

表7-1　タイプA人間の行動パターン

1. 目標を達成しようという強い意志を持つ．
2. 競争心が異常に強く，敵意を示しやすい．
3. 常に周囲からの高い評価や昇進を望む．
4. 多くの仕事に没頭し，いつも仕事に追いまくられている．
5. 精神的・肉体的活動の速度を常に速めようとする．
6. 精神的・肉体的に著しく過敏である．

（福西・山崎，1995から作成）

タイプA人間は，いつもせかせかと働き，仕事を抱え込み，ゆっくりと遊ぶことなどできない人といえるだろう。遊ぶことに不安を感じ罪悪感を抱いている。すべてが競争であり，気を抜くことが許せない。怒りと不安が，彼らの行動の原動力なのである。車を運転すれば，隣の車はレースの競争相手

となり，信号待ちからの発進は絶対に負けてはならない勝負となってしまう。レストランでは注文した食事が出てくるまでの，わずかの待ち時間も耐えられずいらだってしまう。休暇にも仕事を抱えて帰り，仕事を忘れて遊ぶことなどできない人たちなのである。

タイプA人間は特殊な人間ではない。私たちのすぐ側にいる仕事大好き人間のなかに，結構いるものなのである。

彼らは，ストレスを感じることができないために，仕事を次々と抱え込むことになる。病気になってはじめて，ストレスを自分から抱え込んでいたことを知る。タイプA人間の彼らは，一見，ストレスに強そうにみえて，実はジワジワとストレスにおかされている人なのである。彼らには，ストレスを自覚して，ストレスとの新しいつき合い方を身につけることが必要である。

② ストレスに弱い精神分裂病者

精神分裂病者はストレスに弱い人である。何でもないようなことが，彼らにはストレッサーとなり破綻を起こさせてしまう。たとえば，コツコツとアルバイトを続けていた患者が，真面目な仕事ぶりを認められ，正社員にならないかという誘いを受け，途端に再発してしまったなどというケースがこれにあたる。正社員となったとき，残業ができるだろうか，部下を使うことができるだろうか，通院は今までどおりにできるだろうかと，一度にたくさんの不安を抱えてしまい，お手上げの状態になってしまうのである。こうしたエピソードは，彼らにとっては決して珍しいことではない。

たとえば，ストレスを心のなかにため込んでおける容量が少ないため，すぐに心のダムが決壊してしまうようなものである。ダムを高くして，ストレスに耐えられる強度を増すことも一つの方法だが，ストレスをため込まないよう，はけ口を作っておくことも大切である。そのためには，心のなかのさまざまな気持ちを聞いてくれる友達や，何らかのストレス発散の方法を身につけさせることが役に立つ。それは，カラオケやスポーツ，あるいはガーデニングであっても構わない。

ところが，精神分裂病者は遊べない人である。むしろ遊び方を知らない人といってもよい。社会復帰訓練として行われているデイ・ケアは，彼らの生

真面目（まじめ）で窮屈な生き方から，遊びを楽しめるようになることを援助の目標においているということもできるだろう。

③ ストレスに強い人

では，ストレスに強い人とは，どんな人だろう。タイプA人間のようにいつもピリピリとして戦っている生き方や，精神分裂病者のように窮屈で生真面目過ぎる生き方をしている人は，心に余裕がなくストレスに弱い。人に負けてはならないと頑張りすぎると，気づかぬうちにストレスを抱え込んでしまう。強迫的に完璧であろうとするから，自分を追いつめてしまうのである。

失敗しても構わない。失敗しても自分が許せるようになると，心の負担は軽くなる。どんなときにも自分を肯定的に受け入れられる人は，ストレスに強いといえるだろう。適当に愚痴（ぐち）がこぼせたり，思いっきり遊んでモヤモヤを吹き飛ばすことができる人は，ストレスを抱え込まずにすむ。つまらぬプライドを捨て，遊びを楽しめる人は，上手にストレスをかわすことのできる人ともいえるだろう。

3. ストレス対処行動としての遊び

私たちは小さい頃から，頑張ることがよいことと教え込まれてきた。頑張りさえすれば，何でもうまくいく，と尻をたたかれてきた。そのために，さあ頑張るぞと鉢巻きを固く締め，歯をしっかりと食いしばることばかりを，覚えさせられてきた。

ストレス社会を生きぬくためには，むしろ頑張ることを忘れた方がよい。ところが，身に染み込んだ今までの習性から，リラックスしようにも，力を抜いて緊張を解くことや体や心を緩めることがうまくできないのである。弱い人間ほど，鎧（よろい）を身につけたがる。型や枠にはまっていた方が，自由にするよりも安心できるからなのである。

遊びに熱中しているときは，イヤなことつらいことを忘れ解放されている。たまったストレスは，遊びのなかで発散され昇華されていく。遊ぶことは，有効なストレス対処行動なのである。

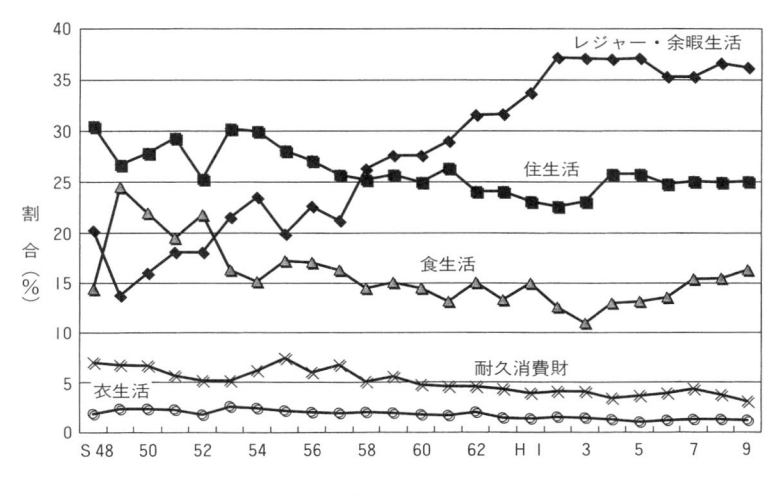

図 7-1　今後の生活の力点の推移

耐久消費財：自動車，電気製品，家具など．
（総理府広報室『国民生活に関する世論調査』（平成 11 年 12 月）による）

(1) 日本人の余暇行動

　かつて経済の高度成長期には，「三種の神器」という言葉が流行った。この言葉が象徴するように，モノを手に入れることが生活を豊かにし，幸福を実現してくれるという幻想があった。生活の目標は，こうした憧れのモノを手に入れることであり，そのためにがむしゃらに働いてきた。

　図 7-1 は，私たち日本人がどのようなことに力点をおいた生活をしてきたかを表している。かつてはマイホームを手に入れることや，食生活の充実に比重がおかれていた。ところが，昭和 50 年代の後半からは，人々の価値観は変化しはじめ「レジャー・余暇生活」を楽しむことに生活の力点がおかれるようになってきた。いかに生活を楽しむか，いかに心の充実した時間を味わうかに価値をおくようになってきた。モノでは心は満たされないことに気づくようになったのは，喜ばしいことである。

　ところが，遊ぶことを罪悪視し，遊ぶことに後ろめたさを感じてきた日本人にとって，急に遊び上手になることなど至難の業なのかもしれない。表 7

表7-2 参加人口上位20位の余暇活動種目（平成11年度）

順位	余暇活動種目	万人
1	外食（日常的なものを除く）	7,130
2	ドライブ	6,040
3	国内観光旅行（避暑，避寒，温泉など）	5,600
4	カラオケ	5,060
5	ビデオの鑑賞（レンタルを含む）	4,940
6	音楽鑑賞（CD，レコード，テープ，FMなど）	4,300
7	園芸，庭いじり	4,050
8	動物園，植物園，水族館，博物館	3,920
9	バー，スナック，パブ，飲み屋	3,820
10	宝くじ	3,630
11	ピクニック，ハイキング，野外散歩	3,330
12	遊園地	3,290
13	テレビゲーム（家庭での）	3,240
13	映画（テレビは除く）	3,240
15	トランプ，オセロ，カルタ，花札など	3,130
16	体操（器具を使わないもの）	3,110
17	ボウリング	3,030
18	パソコン（ゲーム，趣味，通信など）	2,800
19	ゲームセンター	2,500
20	ジョギング，マラソン	2,430

（余暇開発センター『レジャー白書2000』による）

-2は，日本人の余暇活動への参加人口を示したものである（余暇開発センター，2001）。ここに示された結果からは，日本人の典型的な余暇の過ごし方が浮かびあがってくる。

日常的なところでは，家族や友人と外食やカラオケに出かけ，休日にはドライブや旅行に行くといった姿である。ステレオタイプな余暇の過ごし方である。ゴールデンウィークには，一斉に行楽地に出かけ，大渋滞でストレスを味わってくる。それでも，型にはまった過ごし方の方が気が楽なのである。

とくに，趣味や創作活動についてみると（表7-3），「ビデオの鑑賞」（4,940万人）や「音楽鑑賞」（4,300万人）といった，受け身的で時間つぶし的な余暇活動が上位を占めていた。3位には「園芸・庭いじり」（4,050万人）が入っていたが，後に続く活動も「映画」といった受け身的な余暇の過

第7章 心の健康とガーデニング

表7-3 余暇活動への参加・消費の実態（趣味・創作部門，平成11年度）

	参加人口 (万人)	参加率 (％)	年間平均 活動回数 (回)	年間平均 費用 (千円)	1回当たり 費用 (円)	希望率 (％)
ビデオの鑑賞	4,940	45.7	21.2	9.8	460	37.4
音楽鑑賞	4,300	39.8	65.9	14.0	210	35.2
園芸・庭いじり	4,050	37.5	40.2	19.7	490	36.3
映画（テレビは除く）	3,240	30.0	5.3	8.2	1,550	33.0
パソコン（ゲーム，趣味，通信など）	2,800	25.9	69.8	77.7	1,110	35.5
音楽会，コンサートなど	2,210	20.4	3.8	13.1	3,450	29.8
学習，調べもの	1,850	17.1	50.5	42.0	830	16.4
スポーツ観戦（テレビは除く）	1,750	16.2	5.3	13.6	2,570	22.6
美術鑑賞（テレビは除く）	1,710	15.8	5.1	8.5	1,670	18.0
編み物，織物，手芸	1,510	14.0	23.1	15.0	650	15.1

（余暇開発センター『レジャー白書2000』による）

ごし方であった。

　時間と労力を積み重ねていくなかで，新たなものを生み出していく「園芸・庭いじり」や「編み物・織物・手芸」といったクリエイティブな余暇活動を楽しむ人が，「ビデオ鑑賞」や「音楽鑑賞」のような受け身的で手軽な趣味に比べて少ないのが実態である。何をどう過ごしてもかまわないのが余暇であるから，個性的，独創的なものであっても構わないはずなのに，お手軽で没個性的な過ごし方になってしまっている。日本人は，やはり遊び下手といえるだろう。

(2) 遊べない働き盛りと，遊び盛りのシルバー世代

　遠藤（1994）は，余暇開発センターが全国15歳以上の男女4千人を対象に行った「余暇活動に関する調査」をもとに，さまざまなライフステージでの余暇活動と意識を分析している。表7-4は，どのような人がどれくらい，余暇に使える時間とお金をもっているかを示したものである。またこの調査では，OLやサラリーマンなどに「仕事と余暇のどちらを重視するか」と質問し，その回答から仕事と余暇についての意識の違いを明らかにしている。

　若い世代では，いわゆるOL（働いている未婚の女性）が，遊ぶ時間とお

表7-4　各ライフステージの特徴

特　徴			平均年齢	1ヵ月の小遣い(万円)	平均の自由時間(時間)
全　体	15歳以上の男女		24.5	3.38	3.31
ヤ　ン　グ	15～24歳の男女	男性	19.5	3.12	3.92
		女性	19.3	3.30	3.87
		計	19.4	3.20	3.90
サラリーマン	男性，勤め人	男性計	40.7	4.59	2.90
		30代	34.7	4.12	2.60
		40代	44.2	4.55	2.68
		50代	54.5	4.57	2.97
Ｏ　Ｌ	女性，未婚，勤め人		24.5	5.44	3.70
主　婦	女性，既婚，勤め人		43.4	2.45	1.95
	女性，既婚，専業		44.8	1.72	3.56
	女性，既婚，パート		45.5	2.00	2.88
プレシルバー	50～64歳の男女		56.5	3.59	3.30
シルバー(高齢者)	65歳以上の男女	男性	69.2	3.93	4.70
		女性	69.8	3.00	4.86

(余暇開発センター『平成5年度余暇活動に関する調査』による)

金をもっとも多くもっている。「仕事と余暇のどちらを重視するか」という問いに対しては，「余暇重視」派が半数を超え，「仕事重視」派は1割にも満たなかった。ＯＬには「遊ぶためならお金は惜しまない」という意識があり，もっとも豊かな余暇の消費者と表現することができるだろう。

　しかし，いったん結婚すると，その様相は変わってくる。専業主婦では生活に時間的余裕はあっても，お金がないという状態におかれてしまう。そのために余暇活動への参加率が低くなり，家庭内でできる「園芸」「編み物・織物・手芸」や近場への「ドライブ」など，「安」「近」「短」が余暇活動選択のキーワードになってくる。

　逆に，男性サラリーマンは，お金はあっても暇がないという状態におかれている。さらに余暇意識についても，世代によって若干異なるものの，全体として「余暇重視」派（2割強）よりも「仕事重視」派（4割弱）がやや多

い傾向にあった。しかしながら詳細にみると，40～50代の働き盛りのサラリーマンでは，圧倒的に「仕事重視」派が多くなっていた（5割強）。サラリーマンは，「レジャー時代」といわれる現在でも，「仕事優先」意識から逃れられないのである。

ところが，現役から退職したシルバー世代は，どの世代よりも圧倒的に多い自由時間をもち，金銭的にも比較的余裕をもっている。仕事から解放された高齢者にとっては，毎日が日曜日になるわけで，まさに余暇の担い手なのである。長い老後をどう過ごすかは，切実な社会問題でもある。

(3) 遊ぶためには準備が必要

暇ができたら遊ぼうといっていたのでは，遊ぶ暇はできない。暇だけできても，遊び方を知らなければ，無為に時間を過ごすしかない。何をして遊んでよいか分からないから，とりあえず流行りの遊びに乗っかるか，お仕着せのパックツアーなどに参加するしかないのである。

そもそも，遊ぶためには，それなりの準備を整えておかなければならない。つまり，余暇活動のための「資源」や「基盤整備」が整っていて，はじめて豊かな遊びができるわけである。この余暇資源の基本的なものとして，①健康（体力），②自由時間，③人間関係（余暇活動を一緒にできる家族，友人など），④余暇能力（余暇を楽しむための知識，スキル（能力）など），⑤経済力，があげられる。

一人で遊んでも楽しくはない。同じ花を眺めるにしても，一人で眺めるよりも親しい人たちと一緒に眺めた方が，美しさは数倍に増して実感できるものである。白幡（2000）は，自分が育てた花を見てもらうガーデニングがはやるのは，共に楽しむという意味での「共歓」という感覚を，多くの人が求めているからと説明する。「共歓」できる親しい人間関係を作っておくことは，遊びを豊かにするために欠かすことのできない条件である。そのためには，若い頃からの準備が必要なのである。

遊びを楽しむためには，それなりの知識や技術がいる。それは，急に身につけようとしても，身につくものではない。陶芸を楽しむにしても，土を上

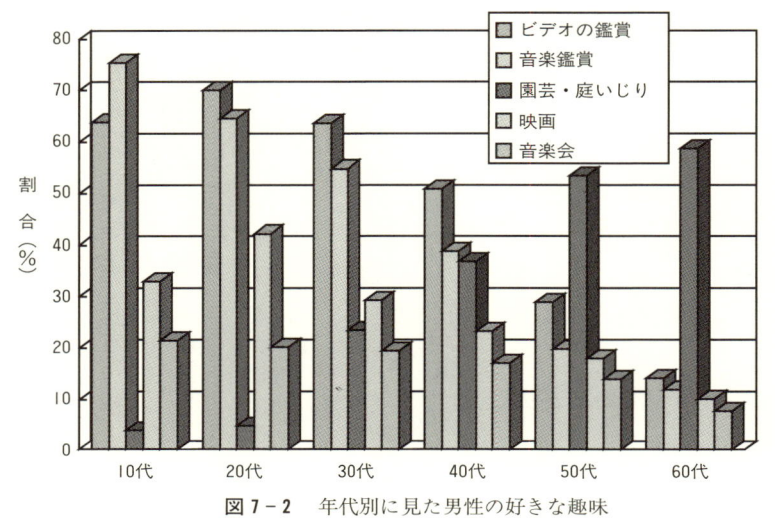

図 7-2　年代別に見た男性の好きな趣味
（余暇開発センター『平成11年度余暇活動に関する調査』から筆者が作成）

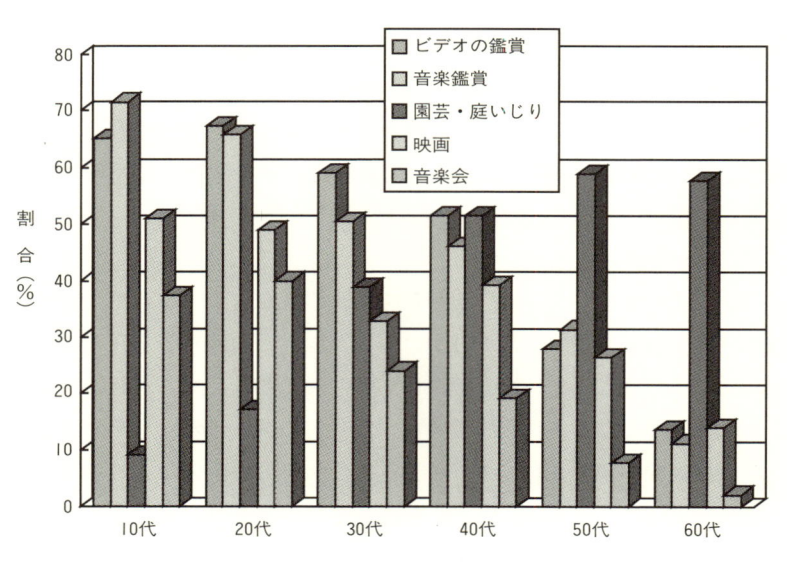

図 7-3　年代別に見た女性の好きな趣味
（余暇開発センター『平成11年度余暇活動に関する調査』から筆者が作成）

第7章 心の健康とガーデニング

手に捏(こ)ねられるようになるには，相当の年月の修行が必要である。若い頃から，技を積み重ねておかなければ，暇ができたからといって，急に遊べるようになるわけではない。「五十の手習い」というが，働き盛りの遊べない時代から遊びに親しんでいないと，老後の余暇を本当にもてあましてしまうことになる。若い頃からどんな遊びをしてきたかという余暇の履歴が，老後の余暇のあり方を左右するのである。

図7-2と図7-3は，世代別にどんな趣味が好まれているかを図示したものである。男女とも，高齢になるにつれ「園芸・庭いじり」をする人間が増えている。女性では40代から，男性では50代からもっとも人気のある趣味になっている。「園芸・庭いじり」は日常生活のなかで，ちょっとした暇をみつけてすぐに取りかかれる手軽な趣味である。働き盛りの年代から，少しずつ知識や技術を磨いていると，老後の趣味として長く楽しむことができるようになるだろう。

4. 遊びとしてのガーデニング

(1)「学働遊合」のすすめ

一般に，遊びは勉強や仕事に対立するもの，相容れない性質のものととらえられてきた。「やるべきことを済ませてから遊びなさい」と親は子供にいってきた。勉強や仕事にとって，遊びは邪魔者とみられてきた。仕事や勉強から遊びを切り離してしまうから，仕事も勉強も苦痛で義務的なものになっていたのである。

平成9（1997）年，経済同友会は「『学働遊合』のすすめ」と題するこれからの教育のあり方についての提言を発表した。18歳までの頑張りと，その時点での学力レベルによって，将来の人生が決まってしまうような社会のあり方は改められなければならない。そのためには，何歳になってからでも「学ぶ」ことのできる仕組みを作る必要があるという。「人は年齢にかかわらず『学ぶ』『働く』『遊ぶ』が融合された生き方のなかでこそ育ち，成長していく。『学び』『働く』だけでなく『遊び』の意義も見直すべきである」と主

張されている。ここでいう「遊び」とは，「学び」「働き」の反対概念ではなく，「学び」「働き」という活動のなかに「遊び」の要素を見いだし，一体化することにより「学びのなかの楽しさ」「働きのなかの楽しさ」が生まれ，活力が与えられるものである。

　仕事の成果をあげるためには，仕事と遊びを対立するものとしてではなく，仕事と遊びを並立(へいりつ)させることが大切という。仕事のなかに遊びの要素をみることはできるし，遊びの要素があるから仕事の成果もあがるのである。学ぶことも同じである。遊びがなければ，子どもがすすんで問題を解いたり，熱中して課題に取り組んだりすることはない。問題が解けた喜びや感動があるからこそ，次々に問題に取り組むのである。

　仕事と遊びと学びとは，三位一体に絡み合ったものとしてとらえることが必要である。仕事から「遊び」の要素を取り除くと，仕事はただの苦役になってしまい，働く魅力はいっぺんに失せてしまう。「学び」についても同様である。遊びの要素があって，はじめて学ぶことが楽しくなり，困難な課題への自発的なチャレンジも起きてくるものである。

(2) 遊ぶことで人は成長する

　このように考えると，人間のあらゆる活動のなかに「遊び」の要素を見いだすことができる。ホイジンガ（Huizinga, 1937）はその著書『ホモ・ルーデンス（遊戯人）』のなかで，「人間とは遊ぶ存在であり，人間にとって遊びとは創造的で独創的で文化的なものである」と述べている。また，わが国の中世歌謡を集めた『梁塵秘抄(りょうじんひしょう)』という本のなかには，「遊びをせんとやうまれけむ。戯(たわむ)れせんとや生まれけむ。遊ぶ子供の声聞けば，我が身さえこそ動(ゆる)がるれ」という一節をみることができる。人間は，遊ぶために生まれてきた生き物である。いくつになっても遊びに誘惑される心は消え失せないものである。遊ぶことは，人間の本能なのである。

　なぜ人間は遊ぶのだろうか，人間にとって遊ぶことの意味はどういうことだろうか。この問いに，エリス（Ellis, 1973）は，遊びに関するさまざまな理論を検討し，二つの考え方から説明しようとした。

その第一は，刺激（覚醒）―追求説といわれるもので，人は刺激のない状態を避けようと，たえず刺激を求めて遊ぶのだという考え方である。人間は，じっとしていることが我慢できない。つまり退屈することが我慢できずに遊ぶのだという考え方である。最適な意識状態を維持するために，人は常に自分自身に刺激を与え続ける。つまり，遊ぶことで常に自分に刺激を与えるのだという考え方である。逆に，自分らしく生き生きしていようとすれば，次々に遊びをみつけて没頭していなければならないのだということもできる。

　もう一つは，能力―効果説と呼ばれるものである。何かを成し遂げたときに得られる達成感や成就感は，自己充足感や自信を生む。すると，さらにより高いレベルの課題に取り組もうとするようになる。向上心や挑戦意欲が，次の活動を生み出すのである，とする説である。遊びは，次第に高度になり，より複雑なものになっていく。遊ぶことで，自ら成長していくのである。

　この視点からガーデニングをとらえなおしてみると，それが単に与えられた作業課題にしたがって動かされていくだけのガーデニングなら，それは単なる園芸作業，つまり労働にすぎない。そこからは，本当の意味での成長は起こらない。暇をみつけて自分から取りかかり，自分なりの工夫やチャレンジをするようになると，ガーデニングは遊びそのものになってくる。より難しいもの，より完成度の高いものを作りたいと，意欲が高まっていく。その姿は，子供が遊びに熱中して時の経つのも忘れ，遊びのなかに入り込んでしまう姿と重なりあうものである。

(3) 創造的な遊びとしてのガーデニング

　余暇の楽しみ方は，三つのレベルに分けることができるだろう。第一の段階は，「受け身的な遊びの段階」である。旅行業者の企画したパックツアーへの参加や，テーマ・パークに出かけての遊びなどが，受け身的な遊びに入れられよう。あなた任せに身を任せておけば，コースにしたがって一通りの楽しみを体験することができる。楽しむために自分なりに工夫することや，そのための苦労がないだけに，本当の意味での達成感や感動は生まれない。遊具や施設で「遊ばされている」段階である。

第二の段階は、「能動的遊び」の段階である。ゴルフが好きで、休みの日にはゴルフ練習場に出かけては腕を磨き、ときどきコンペに参加しては賞をねらう。陶芸教室に参加して、焼物の腕を磨く。積極的に自分の興味を追求し、技量を磨くことに没頭する。「遊びに熱中する」段階といえよう。

　第三の段階は、「創造的遊び」の段階である。遊びを通して、人と人とのつながりを広げたり、一つの遊びから別の遊びへと遊びの内容が広がったり変化していく段階である。たとえば、次のような例をあげることができるだろう。

　はじめのうちは、スキューバダイビングで海に潜ること自体が楽しかった。そのうち、海中を泳ぐいろいろな熱帯魚の水中写真を撮ることに興味が広がり、写真の個展を開いたりホームページで紹介するようになった。やがて同好の友が定例的に集まるようになり、夜遅くまで歓談する機会も増えたが、これだけではもったいないとボランティアで海の清掃活動を仲間とはじめるようになった。もちろん、海に潜ることは、今でも楽しい趣味に変わりはないが、仲間と一緒に楽しい時間を過ごすことが生き甲斐になっているという。

　一つの遊びがきっかけとなり、遊びの楽しみ方が変わり、人との新しい出会いが生まれ、生き方までもが変化していった。遊びが遊びで終わるのではなく、横に広がり人と人とを結びつけ、内に深まり自己を豊かにしてくれていた。これは「遊びが遊びを創る」段階、「遊びが人を育てる」段階ともいえるだろう。

　何をして遊ぶかが問題ではない。どう遊ぶかが肝心なのである。ガーデニングという活動についても、園芸店で買ってきた鉢植えを飾って、ひとり楽しむだけの段階もあれば、より綺麗に花を咲かせたり、たくさんの実をつけさせることに懸命になる人もあろう。それはそれで、構わない。しかし、ガーデニングを個人的趣味のレベルにとどめておくのではなく、自分のもっている知識や技術を園芸ボランティアとして社会に還元したり、ガーデニングを通じて人と人とのつながりを豊かにしていくならば、ガーデニングはさらに創造的な遊びとなり、こころのなかに大きな果実を結ぶことになるだろう。

5. おわりに

　世はまさに，ガーデニング・ブームである。休日の園芸店の賑わいは，ガーデニングを楽しむ人々の多さを実感させてくれる。若い世代から高齢者世代まで，さまざまな人々が店を訪れている。ガーデニングの楽しみ方には各人各様の違いがあろうが，それぞれがなにがしかのメリットを受けていると考えられる。そうでなければ，ガーデニングも一時の流行として，とうに飽きられていたはずである。

　私たちはこれまで，社会から人間の生き方として，歯を食いしばり頑張ることが期待され，懸命に応えようとしてきた。そうした過剰な頑張りはストレスとなり，心の健康を蝕み，社会にゆがみをもたらしてきた。バブル経済が崩壊して，ようやく社会のなかに，人間の価値や幸せの基準として，モノやお金がその物差しにはならないという考えが芽生えてきたように思われる。自然と触れあうガーデニングを楽しむ人々が増えたのも，こうした意識の変化が関係しているのかも知れない。

　ここでは，ストレスと上手につきあっていくための方法として，遊ぶことが最高のカタルシスであり，ストレスを心にため込まないことになると述べてきた。ほんとうは，ストレスで苦しめられている働き盛りこそ，もっと遊ばなければならない世代なのである。忙しくて遊べないなどといっていると，心の健康は損なわれてしまうことになる。

　ガーデニングを楽しむのには，たいそうなお金も暇も体力も必要としない。楽しむ心さえあれば，いつでも取りかかれる手軽な遊びである。ガーデニングから広がる今までとは違う世界もある。新しい人との出会いもある。ガーデニングを創造的に遊べたら，新しい自分と出会うことになるだろう。

　さあ，仕事の手をしばらく休めて，少しのあいだ庭に出て，草や花と触れあうことをはじめましょう。

引用・参考文献

Ellis, M.J. 1973. Why People Play. Prentice-Hall, New Jersey. 森 楙・大塚忠剛・田中亨胤（訳）．2000．『人間はなぜ遊ぶか』（黎明書房，東京）．

遠藤圭子．1994．ライフスタイル別の余暇活動．都市科学 20：33-44．

福西勇夫・山崎勝之（編）．1995．『ハートをむしばむ性格と行動』（星和書店，東京）．

Huizinga, J. 1938. Homo Ludens. Tjeenk Willink & Zoon, Haarlem. 高橋英夫（訳）1973．『ホモ・ルーデンス』（中央公論社，東京）．

白幡洋三郎．2000．『庭園の美・造園の心　ヨーロッパと日本』（日本放送出版協会，東京）．

余暇開発センター．2001．『レジャー白書2000―自由時間をデザインする』（余暇開発センター，東京）．

板井修一．2002．心の健康とガーデニング．pp. 133-152．松尾英輔・正山征洋（編著）．『植物の不思議パワーを探る―心身の癒しと健康を求めて―』（九州大学出版会，福岡）．224ページ．

第8章

心身症と園芸療法
心身症患者にみるガーデニングの効果

美根和典

1. はじめに

　医療分野でガーデニング（園芸）の有効性が論じられている。中枢神経系やそれと末梢臓器との関連についての研究が進むにつれ，心と身体疾患との深い関連が明らかになってきた。精神疾患のみならず，身体疾患の治療においても心への働きかけが重要な役割を果たすことが知られるようになった。新しく生まれたこの分野が精神身体医学あるいは心身医学とよばれる。

　心身医学の観点から身体疾患治療におけるガーデニングの意義が科学的に説明できる時代になったが，いまだその方法論や医療体制については十分には確立されていない。園芸療法は多くの可能性があり夢を抱かせるものである。筆者は本章において内科医，心療内科医，心身医学研究者としての立場から，この趣旨について可能な限りアプローチしてみたい。

2. 心と脳の関係について

　人の心の動きは，脳におけるさまざまな働きにもとづいていることは広く知られている。とくに怒り，喜び，悲しみ，安らぎなどの情動は脳の視床下部，大脳辺縁系（とくに扁桃体，海馬など）において発現したり制御されていることが，これまでの脳科学の著しい進歩でわかってきた。この部位に大

きく影響を及ぼす視覚，嗅覚などの知覚の機能は，進化論的には早期にあるいは古い時期に生じたものである。進化を遂げた人間においては，この情動のより高度なコントロールのために大きく発達した大脳皮質からの抑制系が強く働いていることが明らかになっている。すなわち，現代社会における人間は，社会的適応のために怒りや喜びなどの感情を極度に制御し，結果的に強いストレス状態を招いているのが現実である。

近年の中枢神経系研究の進歩は，神経伝達物質とその受容体についてとくに著しい。神経伝達物質の研究は，とりわけ抗うつ薬，抗不安薬，抗精神病薬の作用の究明を契機として著しい進歩をみせた。神経伝達物質としてはノルアドレナリン，セロトニン，ドーパミンなどが代表的なものであるが，その他にもコレキストキニン（CCK），ガストリン，β-エンドルフィン，エンケファリンなどのペプチド，ガンマアミノ酪酸（GABA），グリシンなどのアミノ酸を含め多数が発見されている。これらの神経伝達物質が作用する受容体の機能異常が，多くの精神的疾患の原因であることも明らかになっており，その解明が多くの優れた薬物を作り出す原動力となっている。

3. 脳と内臓の関係について

先ほど述べたように，脳のなかでも情動の制御や発現にもっとも強い関連があると考えられている視床下部や大脳辺縁系は，同時に心臓や消化器系などの重要な臓器の機能をコントロールする自律神経系の中枢でもあることが明らかになっている。すなわち，感情をコントロールする部位と内臓の働きをコントロールする部位はほとんど一致する。多くの内臓疾患はこの自律神経系の働きの異常が強く関与して発生することも明らかになっている。情動ストレスは視床下部や大脳辺縁系に強い刺激を与え，この刺激は自律神経系の機能異常をもたらし，その結果，多くの内臓疾患が生ずるのである（美根，2001b）。このメカニズムにおいて刺激の伝達は神経伝達物質とその受容体を介して行われる。このような機序がとりわけ重要な働きをする疾患を心身症と呼ぶ。

第8章 心身症と園芸療法

 消化器系疾患としては，昔から胃潰瘍，十二指腸潰瘍などの消化性潰瘍が代表的なもので（美根，1995,2001 a），過敏性腸症候群も頻度の高い心身症である（美根，2000）。循環器系疾患としては，本態性高血圧症，さらには狭心症の一部も代表的心身症である。その他にも多くの心身症と呼ばれるものがある。そのなかで最近治療法が進んだものとして慢性疼痛（とうつう：その原因となる病変から予測されるよりもはるかに強くて，長期に続く痛みをうったえ，一般の治療では難治の場合このように呼ぶ）がある（細井ら，2000）。また，いわゆる一般的な器質的疾患も，大なり小なり情動ストレスによりその経過が影響を受けるものである。慢性関節リウマチ，潰瘍性大腸炎，クローン病などの自己免疫疾患も，その発症や治療において心理的因子が大きく関与している。

4．人生におけるストレスとは

 人間は当然ながら生きている限りは必ず何らかの強い心理的なストレスに遭遇する。その心理的ストレスのなかでももっとも精神的，身体的疾患をひき起こしたり悪化させたりするものは，いわゆる「喪失体験」と呼ばれるものである。喪失体験としてもっともストレス度が高いものは配偶者との死別である。そのほか子供の独立でさえ大きな喪失体験となる。病気による健康の喪失，失業などによる生き甲斐の喪失などさまざまなかたちの喪失体験といえるものがある。大きな病気にかかる前には，かなりの患者が強い喪失体験をしていることが多くの研究者により明らかにされている。
 以上のようなライフイベントとしてのストレス体験はどのような人にとっても非常につらいものである。これはだれしもいつかは体験せねばならないものである。同じようなストレスを体験しても大きく傷つく人と，何とかそれを乗り切る人がいることが当然考えられる。ではどのような人がこのようなストレスをうまく乗り越えられるのであろうか。
 もちろん生来心理的に傷つきやすい人とそうではない人がいるが，他面からみて生き甲斐をもっている人，すなわち人生を肯定的に前向きに生きてい

る人はこのような心理的危機状況を何とか克服し，精神的・身体的疾患には至らない場合が多い．もう一つは，常にみずからをストレス状況に追い込むタイプの性格特性をもつ人がいる．このタイプの人たちはストレスをストレスと感じにくく（失体感症と呼ぶ），またきわめて社会適応性が高く，みずからの体力や能力を超えた完全性を求め，身体的疲労が極限になるまで自分を追い込んでしまうことが多い（過剰適応と呼ぶ）．このような失体感症や過剰適応傾向の強い人は心身症になりやすいことも明らかになっている．

5．代表的な心身症である消化性潰瘍について

消化性潰瘍の概念というのは「本来は食物を消化するべき胃液の強力な消化作用により，消化管粘膜自身が侵され粘膜破壊が粘膜筋板をこえているもの」を総称しているが，胃潰瘍（gastric ulcer）（図8-1），十二指腸潰瘍（duodenal ulcer）（図8-2）がその代表的なものである．発症頻度はきわめて高い（日本においては人口の約5人に1人が生涯のうち一度は本症になると推定されている）．その発症メカニズムは以下のようなものである．

胃粘膜は胃液（強酸である塩酸とタンパク質分解酵素であるペプシン）を分泌する．この胃液は当然，みずからの胃壁そのものをも消化しようとするので，胃粘膜はこれに対する強力な防御機構をもつ．この胃粘膜防御機構は次のようになっている．

① 粘液－重炭酸イオンバリア：アルカリ性の粘液が粘膜細胞から分泌され，胃酸を中和し，胃液の侵入を防ぐ．
② 粘膜上皮バリア（細胞回転）：上皮細胞は絶えず脱落と新生をくり返し，迅速な粘膜再構築が行われている．
③ 粘膜血流（微小循環）：粘膜血流は，粘膜再構築に必要な酸素，糖質，イオンを供給し，代謝により生じた有害物質を除去するという重要な役割をもつ．自律神経や種々の生理活性物質により調節されている．
④ その他：胃粘膜虚血に伴って発生する活性酸素は粘膜に傷害を与えるが，内因性の活性酸素消去系酵素（SOD）が存在する．他にいくつか

第8章 心身症と園芸療法　　　157

食道

十二指腸球部

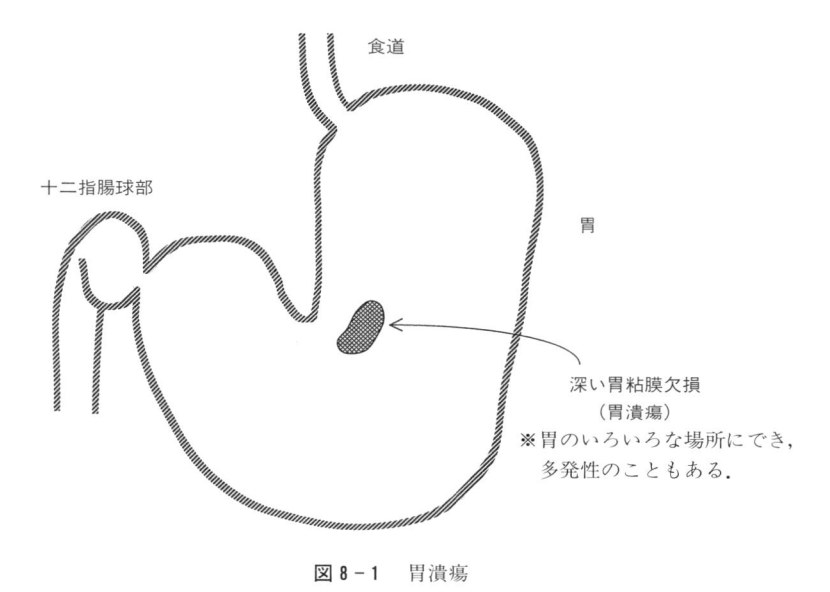

胃

深い胃粘膜欠損
（胃潰瘍）
※胃のいろいろな場所にでき，多発性のこともある．

図 8 - 1　胃潰瘍

十二指腸球部

十二指腸の深い粘膜欠損
（十二指腸潰瘍）
※ほとんど十二指腸球部にできる．多発性のこともある．

胃

図 8 - 2　十二指腸潰瘍

どうして，胃は胃そのものを消化しないのか？
→正常では攻撃因子より防御因子の方が強い

攻撃因子が防御因子より相対的に強くなると
粘膜を自己消化してしまう

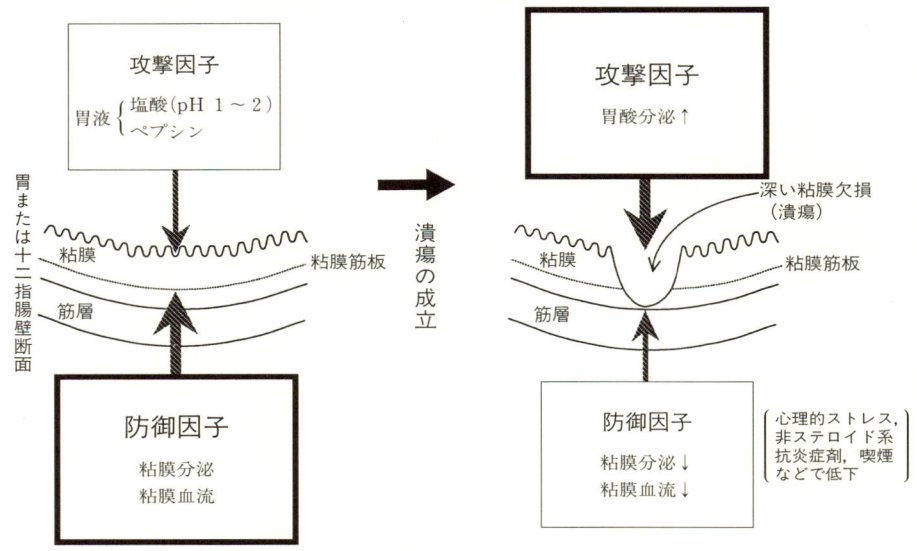

攻撃因子
胃液 { 塩酸（pH 1〜2）
　　　 ペプシン }

粘膜
粘膜筋板
筋層

胃または十二指腸壁断面

防御因子
粘膜分泌
粘膜血流

潰瘍の成立

攻撃因子
胃酸分泌↑

深い粘膜欠損（潰瘍）
粘膜
粘膜筋板
筋層

防御因子
粘膜分泌↓
粘膜血流↓

（心理的ストレス，非ステロイド系抗炎症剤，喫煙などで低下）

図 8 - 3　消化性潰瘍の病態

の防御因子も発見されている。また，胃粘膜中に豊富に存在するプロスタグランジンは粘膜血流を増強させる胃粘膜保護作用（サイトプロテクション）をもつ。

　消化性潰瘍は以上の攻撃因子と防御因子のバランスが崩れた時に発症する（図 8 - 3）。
　十二指腸潰瘍においては，攻撃因子としての胃液が過剰に分泌されている。これは副交感神経の緊張によると考えられており，その主な誘因としては心理的，肉体的ストレスの関与が推定されている。
　胃潰瘍においては，むしろ胃液は普通のレベルに分泌されているのが一般的であり，防御因子の低下が主な病態と考えられる。これは，ストレスによって交感神経が緊張し，その結果として粘膜血流が低下したり，加齢や最近話題になっているヘリコバクター・ピロリ菌などにより粘膜の萎縮性変化

第8章　心身症と園芸療法

が生ずることが関与している。アスピリンやインドメタシンなどの鎮痛，抗炎症剤の服用により，胃潰瘍が発生することも多い。これはその服薬によって，先ほど述べた胃粘膜を守る作用をもつプロスタグランジンが作られなくなるためである。

　症状としては，①上腹部痛…ほとんど無症状から激痛まである。空腹時痛が多い。②胸やけ…必発ではない。③吐血・血便（タール便）…潰瘍からの出血が強い時に起こる。また合併症としては，①潰瘍からの出血…鉄欠乏性貧血をひきおこす。ひどい時はショック状態になる。②穿孔(せんこう)…潰瘍が胃壁を破り，腹膜炎を起こす。

　診断としては上部消化管内視鏡かX線透視を用いる。

　治療としては一般療法として食事，睡眠などの生活リズムを確立することや過労，心理的ストレスから解放されることが重要である。喫煙は明らかに有害である。薬物療法がもっとも重要な治療法であるが，ヒスタミンH_2受容体拮抗薬（H_2ブロッカー），プロトンポンプ阻害薬（PPI）が開発されて，手術例・難治例は激減した。しかしながら，再発率は依然として高い。H_2ブロッカー，PPIで治療を開始すると，まだ潰瘍は治癒していないのに，臨床症状は速やかに消失するので服薬を自己中断してしまう患者も多い。そのため，治療開始にあたってはこのことをしっかりと認識してもらわねばならない。もっとも問題なのはPPIを用いての治療が終了した後，または，治療後H_2ブロッカーを続けて服用している最中にも再発率が高いことである。

　近年，胃中のヘリコバクター・ピロリ菌が潰瘍の発症に関与しているとの説が強く唱えられ，2週間の薬物多剤併用投与でこれを除菌すると，再発率が著明に低下することがセンセーショナルに報告されている。この再発予防のための治療も多くの問題点をかかえており，果たして本当に消化性潰瘍の撲滅(ぼくめつ)につながるかどうかは，はなはだ疑問である（美根，2001b）。

　筆者の臨床経験および研究によれば，消化性潰瘍の発症には多くの因子が関与していると考えられる。遺伝的素因やライフスタイル，喫煙などの生活習慣などがあげられるが，もっとも強く関与しているのは心理的ストレスである（美根，1995）。

先に述べたように，人間がその人生を全うするにあたり何らかの強い心理的ストレスを体験するのは避けられない。日本においては全人口の約5人に1人が生涯のうち一度は消化性潰瘍にかかると推定されている。これは大変に大きな数字であるが，逆にとらえれば，5人のうち4人は消化性潰瘍を発症しないのである。多くの人は心理ストレスに対して上手に回避または対処ができているということになる。すなわち，これらの人々はさまざまな手段でうまく心理的ストレスを緩和し解消しているのである。

　このことを裏付けるかのように，消化性潰瘍にかかる人は趣味や娯楽という一般的なストレス解消手段をもたないことが多い。ストレス解消法というのは特殊なものではなく，それには聴覚を通した音楽，視覚を通した絵画や画像娯楽（映画やテレビなど），それに最近アロマテラピーなどとして流行している嗅覚を通したさまざまな癒しの手段がある。もちろん嗅覚，味覚を同時に楽しむ食事もそれである。

　そのなかに視覚，嗅覚を通して心理的な癒しをもたらすガーデニングも位置づけられる。多くの人は，病気というストレス状況のなかにいる人を見舞う際に花をもっていく。この事実は花や植物に傷ついた心や体を癒す強い効果があることを人々が無意識にかつ一般的に認識しているということを示している。別の観点からみれば花や植物を育てるということは，他の娯楽や趣味にはない独特の喜びを伴うものである。

　先に述べたように多くの病気は喪失体験の後に発症することが多い。世のなかで非常にポピュラーなものとして，親が子育てを終えたときの喪失体験がある。とりわけ，専業主婦として育児が生き甲斐だった母親にとって子供の成長は嬉しいものであるが，子供が親から独立して離れていくことは生き甲斐を失うという非常につらい体験でもある。

　多くの親がこの体験を克服している背景には，花や植物を育てる，いわゆるガーデニングがかなり大きな役割を果たしていることは想像に難くない。すなわち，子供を育む喜びという母性本能や父性本能が，とりわけこのガーデニングを通じてみたされているわけである。ここに，疾病の治療法としてあるいは疾病発症の予防法として，園芸療法の大きな可能性が示唆される。

今後，病気の治療法や予防法として園芸療法がより体系化され，現実化されるのが望まれるわけである。

ガーデニングなどの趣味や娯楽などはどのように消化性潰瘍の発症を防ぐのであろうか。先に述べたように，消化性潰瘍は攻撃因子が防御因子より強力になったときに発症することが明らかになっている。ストレスの解消やリラックス，人生上の喜びなどは先述のいろいろな段階でおのおのの防御因子を強力にすることで，消化性潰瘍の発症を防ぎ，治癒を促進することが明らかにされている。以上，筆者の専門領域である消化性潰瘍を例として，園芸療法の可能性を科学的に述べた。

園芸療法の対象として，消化性潰瘍以外にも多くの疾患が考えられる。その一例として，園芸療法そのものを治療に取り入れたわけではないが，実際の医療において植物などが癒す能力を示す症例を紹介してみたい。

【症例1】（図8-4）

52歳，男性，会社重役

既往歴：42歳の時，マイコプラズマ肺炎

家族歴：父，糖尿病，心筋梗塞

病　歴：48歳の時，会社重役に昇進し，しばらくして両手関節痛が出現。約1ヵ月間の外来治療にて改善。以後再発せず過ごしていた。52歳の時（2000年2月），朝起きると両手関節痛，両手指のこわばりが出現。来院，温湿布のみで様子を見ていたが，CRP 1.2，血沈 28 mm/1 hr と炎症が存在することを示す反応が認められ，両膝関節痛も出現したために，鎮痛抗炎症薬であるロキソプロフェンナトリウム（®ロキソニン）180 mgを投与した。それでやや軽快を示したのでそのままの処方で様子を見ていたところ，同年4月28日に膝関節痛が激しくなり，血液検査においてもCRP 2＋，血沈 45 mm/1 hr と強い炎症反応が認められ，抗核抗体も80倍以上と免疫異常が起こっていることが考えられた。5月に入り37℃台の微熱も出現し，症状もさらに強くなったために整形外

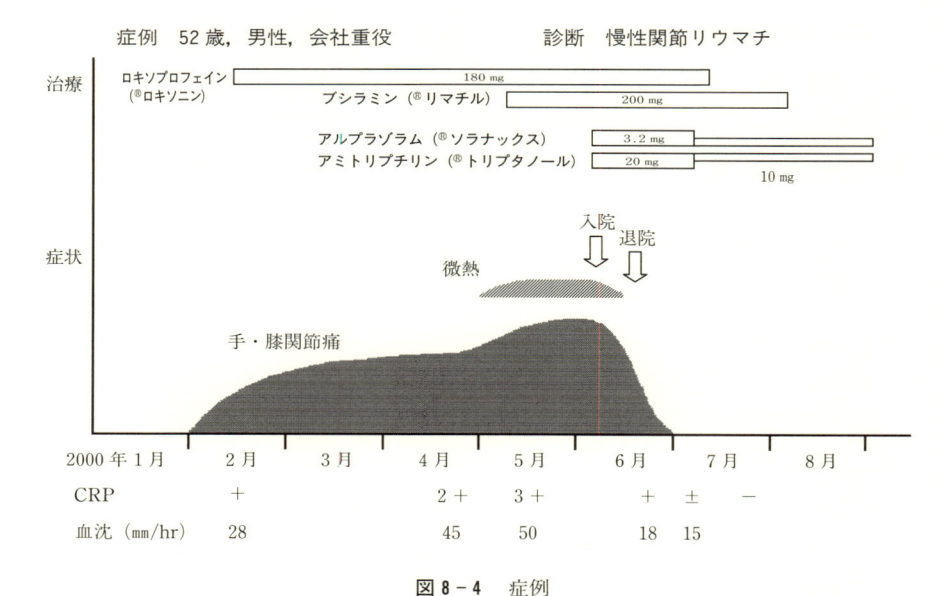

```
         症例　52歳，男性，会社重役           診断　慢性関節リウマチ
治療   ロキソプロフェイン    180 mg
       (®ロキソニン)      ブシラミン (®リマチル)      200 mg
                        アルプラゾラム (®ソラナックス)   3.2 mg
                        アミトリプチリン (®トリプタノール)  20 mg
                                                        10 mg

                                    入院  退院
症状                            微熱  ↓   ↓

                  手・膝関節痛

     2000年1月   2月    3月    4月    5月    6月    7月    8月
     CRP              +              2+    3+    +    ±    －
     血沈 (mm/hr)    28             45    50    18   15
```

図 8-4 症例

科の専門医に紹介し，抗リウマチ薬であるブシラミン（®リマチル）200 mg が追加投与されたが，症状の改善は認めず，激しい膝関節痛のために正座もできないほどになった。CRP も 3＋と悪化した。

　主治医である筆者は，患者が管理職として多大な過労状態にあることを認識しており，また患者が「朝早く目が覚める。朝の気分が悪い。気力が起こらない」と訴えたことから，入院による休養と抗うつ剤，抗不安薬投与による積極的な疲労回復が必要と考え，6月5日に筆者が週1回行っている郊外のD病院に入院させた。抗不安薬のアルプラゾラム（®ソラナックス）3.2 mg，抗うつ薬のアミトリプチリン（®トリプタノール）20 mg の投与を追加したところ，以後2週間は食事のとき以外はほぼ1日中眠り続ける状態であった。入院3週目には症状はほぼ消失し，CRP 1＋，血沈 18 mm/1 hr と炎症反応も著明な改善を示し6月24日

退院となった。外来治療が困難をきわめていたのに比べて在院日数はわずか20日間であった。退院後は1週間後から徐々に仕事に戻り，以後約1年間再発は認めていない。退院後肝障害を認めたためにブシラミンを中止したところ，肝機能は正常化した。

考　察：本症例は慢性関節リウマチという自己免疫疾患においても薬物による積極的な疲労回復，心理的ストレスからの解放が病状の改善に大きな意義を有することを示すものである。本症例においては，単に入院による安静と薬物療法だけが有効だったとは思われない。患者に入院して何が一番よかったかと聞いたところ「目を開けると必ず周りの美しい山並みと青い空が見えるのが，一番心が安らいだ」と答えている。D病院は豊かな緑を有する山系の麓にあってゆったりとした時間が流れるような環境にある。このことから山の樹々がこの患者に治癒力を与えたことを教えられた。

【症例2】

64歳，女性，無職

既往歴：56歳の時，高血圧（高いときは230/130のこともあった。）
　　　　60歳の時，C型慢性肝炎

家族歴：夫，腎不全にて死亡（患者が受診する6ヵ月前）

主　訴：顔のほてり，動悸，疲れやすい，血圧が急に上がる，足がぴりぴりする。

病　歴：56歳の頃から主訴が出現していた。その時期に夫が腎不全にて入院し看病で多忙な日々が続いた。62歳の時に慢性肝炎で入院してインターフェロンによる治療を受け，副作用の脱毛，発熱などに苦しんだが，ウィルスは陰性化しなかった。治療を終了したころ，夫の容態が悪化し，しばらくして死亡した。その後主訴が強くなり，体重も1ヵ月で3kg減少し，不眠も出現した。

　　　　F公立病院にて継続して治療を受けていたがまったく改善しないために，九州大学心療内科を紹介され1996年6月に受診した。

紹介状には「以前より不定愁訴が多く，神経質な方でしたが最近ご主人が亡くなられてから，動悸等の訴えがさらに強くなっています」とコメントされていた。C型肝炎ウィルスは陽性であったが，肝機能は正常値を示していた。抗うつ剤のマプロチリン（®ルジオミール）40 mg，抗不安薬のロラゼパム（®ワイパックス）2 mgに加え，催眠薬を処方した。治療開始2ヵ月後にはほとんどの症状は消失し，催眠薬も不要となった。同年9月にはマプロチリンは10 mgに，ロラゼパムは0.5 mgに減量し，翌年には以前から投与されていた降圧剤のニルバジピン（®ニバジール）4 mgを2 mgに減量したが血圧のコントロールはきわめて良好であった。

　その秋に植物園に行って非常に楽しい経験をしてから笑顔や笑い声が増してきた。そしてハーブ栽培の講座を受け，さらに俳句，水墨画，人形教室なども楽しみ始めた。自宅でハーブの栽培を行うようになり，他にもいろいろな植物の栽培も楽しむようになった。その後の診察時に常に笑い声が絶えない状況が続き，抗うつ剤，抗不安薬の投与のみならず，降圧剤のニルバジピンの投与さえ不要となった。以後，甲状腺機能低下症が出現したために外来通院は続けているが，話題はいつもガーデニングのことで終始している。

考　察：本症例は先に述べた配偶者を失う喪失体験により生じた自律神経失調症状を主体とするデプレッション（うつ病）である。治療により驚異的な改善を示し，性格も当初の紹介状に記されているような面影はまったくなくなり，常に明るく快活になった。他の症例に比べて本例はきわめて良好な経過を示しているが，途中までは薬物療法，外来での面接等がもちろん有効であったと思われる。しかし，治療途中から患者の回復にとりわけ力を与えたのは，ハーブ栽培との出合いであった。植物を育てる喜びを常に口にするようになり，喪失体験も克服し，生き甲斐に満ちた人生を歩む

ようになった。かなりの投薬が必要であった本態性高血圧症でさえ投薬が不要となった。筆者は現在もこの患者を外来で診ているが，いつも楽しい気分にさせられる。そして心や体の病気に対するガーデニングの癒すエネルギーに驚かされている。

6．おわりに

ガーデニングが病気の治療法として重要な意義をもちうることを医学的に可能な限り説明したが，ガーデニングが系統的に方法論化されて医療に取り入れられるまでにはまだ長い道のりが必要であると思われる。

本稿を書いていて園芸療法とはいかに人間的で，夢のあるものであるかを痛感させられた次第である。

引用文献

細井昌子・美根和典・久保千春．2000．慢性疼痛―多面的段階的治療の重要性―．ペインクリニック 21：162-171．

美根和典．1995．消化性潰瘍―心身医学的治療―．pp. 1016-1030．中澤三郎編．『日本消化性潰瘍学』（医科学出版社，東京）．

美根和典．2000．消化管とストレスマネージメント―特に過敏性腸症候群について―．総合臨床 49：1907-1909．

美根和典．2001 a．NUD と消化性潰瘍治療における心身医学的アプローチ．日本医事新報 4016：25-28．

美根和典．2001 b．情動と消化器．pp. 52-59．久保千春（編）．『心身医学標準テキスト』（医学書院，東京）．

美根和典．2002．心身症と園芸療法―心身症患者にみるガーデニングの効果―．pp. 153-165．松尾英輔・正山征洋（編著）．『植物の不思議パワーを探る―心身の癒しと健康を求めて―』（九州大学出版会，福岡）．224 ページ．

第9章
アルコール依存症に対するガーデニングの効果

恵紙英昭・石橋正彦・北尾伸子

1. はじめに

　人類は，遠い紀元前から現在に至るまで日常生活にアルコール飲料を欠かさない。科学的にアルコールについてまったく解明されていない古代において，人類がはじめて出合ったアルコール飲料はブドウの果実がつぶれて自然発酵した赤ワインで，それはビールとともに古代エジプトの壁画やギルガメッシュ叙事詩にみられる。他方，日本では日本神話や古事記に酒にまつわる伝説があり"御神酒"と呼ばれる。ある国では「生命の水」または「すばらしい創造物」と呼ばれる。その名のごとくこれらは私たちに至福の時を与え，精神的かつ身体的苦痛を和らげてきた。

　しかし，現代のような目まぐるしく変化しストレスを強く感じる社会では，ストレス発散に大量のアルコール飲料を摂取する人が多く，日本では大量飲酒者が増加している。国民衛生の動向によると，近年従来から大量アルコール消費国であるフランスやイタリアでさえその消費量が低下しつつあるが，日本ではここ数年大量飲酒者（おおむね毎日純アルコールに換算して150 mℓ，日本酒で5合半，ビール6本，ウイスキーダブル6杯以上を飲む人）の増加が著しく，平成6年度には飲酒者数6,400万人中に大量飲酒者が231万人にも及んでいる（厚生統計協会，1997）。それに伴ってアルコール依存症も増加している。

ここで重要な問題点は，回転ドア式に入退院を繰り返した結果，家族や社会から見放され，長期間の入院生活を余儀なくされるアルコール依存症が後を絶たないことである。これは社会的に大きな問題で，医療費の面でも重要な課題である。そこで今回は，長期に入院しているアルコール依存症者に対して社会復帰へ向けた援助の一つとしてガーデニングを試みたので報告する。

ここでは，平成12年度に朝日カルチャーセンター福岡で行った「園芸医療と園芸福祉（2000年4～9月）」の講演の一部を，アルコールの吸収・代謝・薬理効果，アルコール関連問題の分類，アルコール依存症に対するガーデニングの試みとして記載した。

2. アルコール（エタノール）について

アルコール代謝の特性を表9-1に示す。① 1 g アルコールは 7 kcal を有

表9-1 アルコールの特性

- 1 g のアルコールは 7 kcal のエネルギー源
- 体重 1 kg 当たりアルコール分布容積
  男 0.7 ℓ/kg，女 0.6 ℓ/kg
- 1 g/kg のアルコールはおよそ 100 mg/dℓ の血液濃度をつくる
- 清酒1合＝ビール大1本＝ウイスキーダブル1杯＝焼酎お湯割り1合＝ワイン2杯
  いずれも純アルコールで 19～24 g ＝ 1 単位
- 1 oz（オンス）＝ 30 mℓ，proof ＝ 2 × 度数（%），1 合 ＝ 180 mℓ
- アルコールの代謝
  消失速度＝ 100～125 mg/kg/h（大人では 7～10 g/h），大酒家では 175 mg/kg/h
  血中アルコール濃度（BAC）の消失速度＝ 15～25 mg/dℓ/h
  BAC (mg/mℓ) ＝ アルコール量（g）/分布容積（ℓ/kg）× 体重（kg）
  アルコール量（g）＝ 飲酒量（mℓ）× 度数（%）× 0.8 × 1/100
  呼気中濃度：血中濃度＝ 1：2000
  致死量は 5.8 g/kg（子供：3 g/kg），血中濃度で 400 mg/dℓ 以上
- 女性が男性より血中濃度が高くなる
  胃アルコール脱水素酵素（ADH）活性が低い？
  体重が少なく脂肪組織が多い

第9章　アルコール依存症に対するガーデニングの効果

表9-2　アルコールの生体内における吸収

アルコール（エタノール）
・分子式　C_2H_5OH　　分子量　46.07
・水溶性かつ脂溶性のため容易に生体膜を通過する各種アルコール飲料のアルコール濃度によって決まる
・小腸から速やかに吸収，胃では20％
・30分〜1時間で80〜90％が吸収，2時間以内にほぼ完全に吸収
・胃の内容物によって吸収が遅れる．蠕動の強弱によっても異なる
・低タンパク症で吸収促進，血流低下で遅延
・緊張状態だと遅延

する，②アルコールの90〜98％が酸化・分解され，2〜10％が肺や腎臓からそのままの形で排泄される，③大部分肝臓で酸化され，④体内に貯蔵されない，⑤アルコール代謝を調整するフィードバック機構はない，といった点である．またアルコールは腸内細菌による発酵によっても産生される（Krebs and Perkins, 1970）ところから，アルコール代謝酵素が存在すると思われるが，胃腸より吸収されるのは主に外因性のアルコールであり，その吸収・代謝や作用について簡単に述べる．

(1) **アルコールの吸収**（石井，1981；市川，1997；高木ら，1996）

生体内でのアルコール吸収について表9-2に示す．アルコール（エタノール）は分子式C_2H_5OH，分子量46.07で，水溶性かつ脂溶性のため，特別なタンパク結合はなく，容易に生体膜を透過する．経口摂取によるアルコールは，消化管の粘膜の性質（表面積や透過性など）の特徴から，小腸から速やかに吸収される．胃では約20％吸収されるが，口腔粘膜や食道ではごくわずかしか吸収されない．そして大腸ではほとんど吸収されない．アルコールの小腸到達時間が短いと吸収が早いので，胃切除者ではとくに血中アルコール濃度（BAC；Blood Alcohol Concentration）の上昇が早く，最高濃度が高くなる（Elmslieら，1964）．

アルコールは通常約30〜60分で80〜90％が吸収され，2時間以内にはほぼ完全に吸収される．各種アルコール飲料のアルコール濃度によって胃内のアルコール濃度は決まるが，空腹時はアルコールの小腸移行が速いため吸収

表9-3 アルコールの代謝に関与する酵素と代謝経路

・肝臓で90～98％が酸化・分解
・肺や腎臓から2～10％がそのままの形で排泄

肝細胞における主な代謝経路
1. アルコール脱水素酵素（Alcohol Dehydrogenase；ADH）……80％前後
2. 肝ミクロソームのエタノール酸化系（Microsomal Ethanol Oxidizing System；
   MEOS；シトクロムP-450依存性モノオキシダーゼ系）
   ……25～35％（あまり飲酒しない人）
   長期飲酒や大酒家で活性増加
   大酒家は非飲酒時には薬物の代謝が速い
3. カタラーゼ（Catalase）……10％

```
   アルコール脱水素酵素（ADH）    アルデヒド脱水素酵素（ALDH）
          MEOS                   アルデヒド酸化酵素（AO）
         カタラーゼ                      MEOS
            ↓                            ↓
    アルコール ──→ アセトアルデヒド ──→ 酢酸 ──→ 炭酸ガスと水
                                           （末梢の筋肉や脂肪組織）
```

が早く, 胃のなかに食物があれば吸収が遅れる。また, 胃の大きさ, 形 (Jones, 1991), 蠕動(ぜんどう)の強弱によっても胃内にとどまる時間が変化する。栄養状態などの全身状態によっても影響され, 低タンパク症で吸収がうながされ, 血流低下によって遅くなる。また精神的状態によっても左右され, 緊張状態では吸収が遅くなる。

(2) アルコールの代謝（市川, 1997；石井ら, 1985）

表9-3にアルコールの代謝について示す。吸収されたアルコールは, 体内（主に肝臓）で90～98％が酸化・分解され, 2～10％が肺や腎臓からそのままの形で排泄される。アルコールの代謝には5種類の代謝酵素が主要な働きをしており, アルコール脱水素酵素（Alcohol Dehydrogenase；ADH）, シトクロムP-450依存性モノオキシゲナーゼ系（別名MEOS：Microsomal Ethanol Oxidizing System）, カタラーゼ（Catalase）, アルデヒド脱水素酵素（Aldehyde Dehydrogenase；ALDH）, アルデヒド酸化酵素（AO）である。

アルコール代謝の主要経路にはADH, すなわち, アルコールのアセトア

表 9-4　ALDH アイソザイム

1型，2型アルデヒド脱水素酵素（ALDH 1，ALDH 2）
通常の飲酒ではアルコールから産生されるアセトアルデヒドのほとんどすべては ALDH 2 で代謝され，人種的差異がある．

	ALDH 1型	ALDH 2型	血中濃度
ヨーロッパ人や黒人	＋	＋	1
モンゴル系民族	＋	－(50％)	10
表現型	遺伝子型		顔面の紅潮，頭痛，動悸，はき気などのアセトアルデヒドによる不快な症状
ALDH 2型活性型（正常型）	ALDH 2 *1/*1（活性ホモ接合型）		－
ALDH 2型不活性型（欠損型）	ALDH 2 *1/*2（不活性ヘテロ接合型）		＋
	ALDH 2 *2/*2（不活性ホモ接合型）		＋＋

＊対立遺伝子
　相同染色体（一対の染色体）上で，相対応する位置（相同座位）に存在する遺伝子

ルデヒドへの転換を触媒するサイトソル（細胞質）の酵素が関与している。ADH は 70〜80％が肝臓に分布し，そのほか胃，小腸，肺や腎臓などに分布している。アルコールの 80％以上は肝臓の ADH によって酸化される。アルコールは ADH によりアセトアルデヒドに酸化される。NAD（Nicotinamide Adenine Dinucleotide）を補酵素として必要とし NADH が産生される。NADH を再び酸化する速度が代謝の重要な要因と考えられている。

　次に，シトクロム P-450 依存性モノオキシゲナーゼ系は，アルコールの酸化だけでなく，アセトアルデヒドの酢酸への酸化，さらにアルコール以外の有機基質も代謝する。細胞内局在によりミクロソーム型（アルコール代謝活性が強い），ミトコンドリア型，細胞質型の 3 型がある（市川，1981）。普段あまり飲酒しない人ではこの系のアルコール代謝は 25〜35％であるが，この系には薬物代謝酵素が存在し，長期アルコール摂取によって酵素誘導が起こり（Wrightonら，1987），アルコール代謝が促進される。大酒家は非飲

酒時には薬物の代謝が速い。

カタラーゼは，肝臓に60％，腎臓に10％，赤血球に30％の割合で存在しており，約10％程度代謝にかかわっているとの予測もある。

アセトアルデヒドはアルコールのADHによる酸化で生じ，ミトコンドリア局在のALDHと細胞質局在のAOで酸化される。NAD存在下でALDHによって酢酸となる。これはacetylCoAの形成に利用され，acetylCoAはクエン酸回路に入り炭酸ガスと水に代謝される。

アセトアルデヒドがALDHによって酸化されるが，表9-4に示すようにALDHには1型，2型があり，ALDH2をコードする対立遺伝子はALDH2*1（活性型）とALDH2*2（不活性型）と表される。アセトアルデヒドに対する酵素活性はALDH 2型の方がALDH 1型に比べはるかに強い。欧米人ではALDH1とALDH2の両者に活性があるが，日本人などモンゴロイド系人種では約40～50％にALDH2の不活性型がいる。そのためアルコールを摂取すれば血中アルデヒド濃度が上昇し，フラッシング徴候（顔面紅潮，頻脈，嘔吐，拍動性頭痛，血圧低下など）を呈し，あまり飲めないといわれてきたが，最近このALDH2の不活性型にも依存症になる人が増えている（Higuchiら，1994）。

3. アルコールの効果 （石井ら，1985；栗山・大熊，1994）

一般にアルコールは容易に血液—脳関門を通過する。大脳への効果はBACと相関し，個人差はあるにせよ，さまざまな神経学的症状を引き起こす。しかし，一時的にアルコールを飲んだ時に酔いの症状はすぐにもとにもどり，脳の構造上の変化は示さない。アルコールは脳幹網様体から大脳皮質に広く分布する脳幹網様体賦活系の機能を抑制するといわれている。そのため高次の抑制がとれ興奮状態になり，さまざまな理性を失った行動がみられる。しかし，これらの程度は個人差が大きく，Vesell（1972）は遺伝とこれまでの飲酒量に規定されると報告している。また，飲酒時の精神的状態によっても効果に差がでてくることを体験している読者もあろう。

表 9-5　血中アルコール濃度と中枢神経症状

分類（血中アルコール濃度）	症　　状	アルコール飲用量
0期〈爽快期〉 （〜0.05％）	爽快感 軽度感覚麻痺（味覚・嗅覚の鈍化，視野・視覚の低下）	清酒1合（ビール大瓶1本，ウイスキーシングル2杯程度）
1期〈ほろ酔い初期〉 （0.05〜0.10％）	ほろ酔い状態 多弁，不安・緊張の減少 身体的麻痺（呼吸促進，脈拍増加，痛覚閾値の上昇）	清酒2合（ビール大瓶2本，ウイスキーシングル3〜5杯程度）
2期〈ほろ酔い後期〉 （0.10〜0.15％）	自己抑制の解除，発揚状態 多弁，行動活発化 手指のふるえ，感情の不安定化	清酒3合（ビール大瓶3本，ウイスキーシングル6〜7杯程度）
3期〈酩酊期〉 （0.15〜0.25％）	平衡感覚麻痺，運動神経麻痺に伴う歩行障害（千鳥足） 感覚麻痺（言語不明瞭），健忘症	清酒5合（ビール大瓶5〜7本，ウイスキーシングル8〜10杯程度）
4期〈泥酔期〉 （0.25〜0.35％）	悪心・嘔吐・意識混濁 運動機能麻痺（歩行不能） 脊髄反射麻痺	清酒1升（ビール大瓶8〜10本，ウイスキーボトル1本程度）
5期〈昏睡期〉 （0.35〜0.50％）	昏睡・呼吸麻痺（時に死亡） 血管運動中枢麻痺 大・小便の垂れ流し	清酒1升以上（ビール大瓶8〜10本，ウイスキーボトル1本以上）

表9-5にアルコールの血中濃度と中枢神経系に及ぼす影響について示す。また，図9-1にアルコールによる臓器と血液異常に関連する病名または状態（斎藤，1997）を示す。いずれにしても，アルコールは全身のあらゆる臓器へなんらかの影響を及ぼすと考えてよい。

4．アルコール関連精神障害の分類

アルコール使用に関連する精神医学的問題は，①急性アルコール中毒，②慢性アルコール摂取による問題（アルコール依存症やアルコール精神病な

急性中毒（酔い）

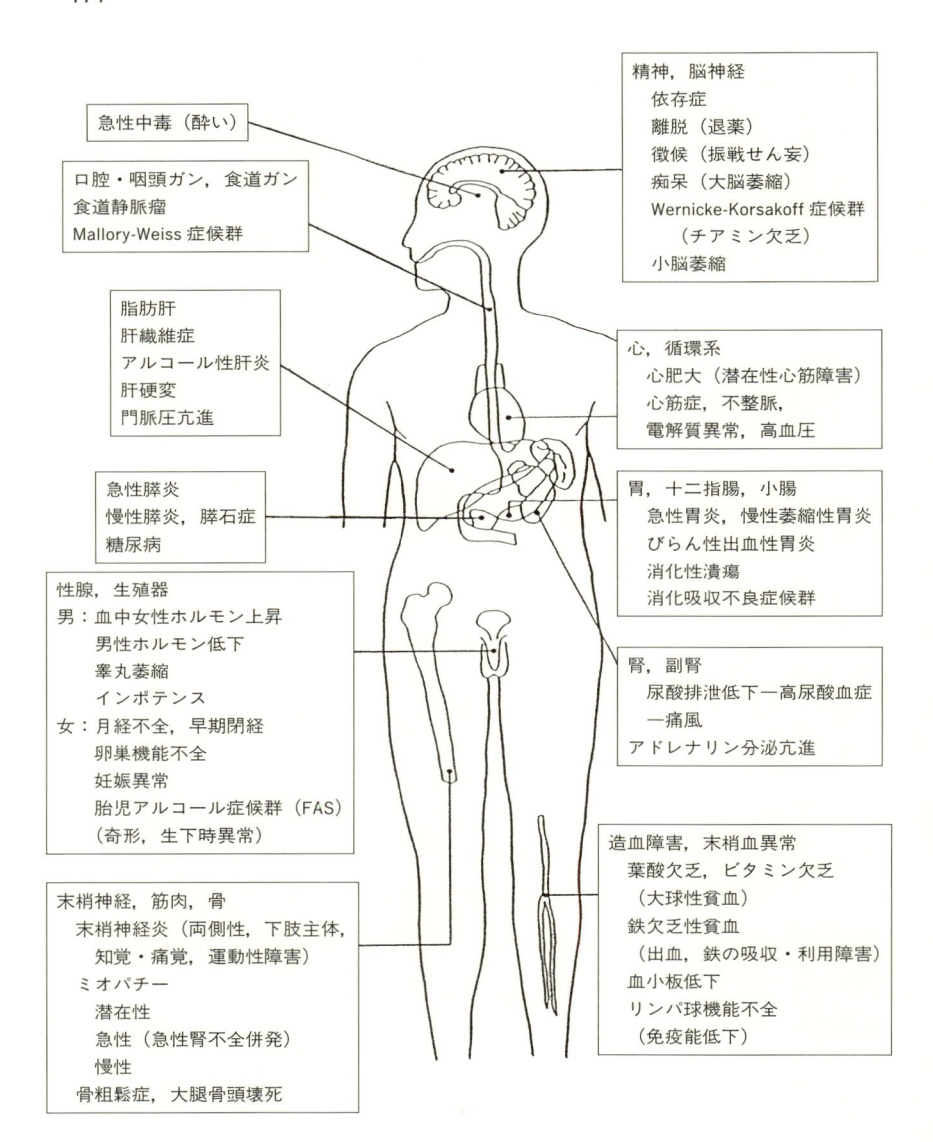

口腔・咽頭ガン，食道ガン
食道静脈瘤
Mallory-Weiss 症候群

脂肪肝
肝繊維症
アルコール性肝炎
肝硬変
門脈圧亢進

急性膵炎
慢性膵炎，膵石症
糖尿病

性腺，生殖器
男：血中女性ホルモン上昇
　　　男性ホルモン低下
　　　睾丸萎縮
　　　インポテンス
女：月経不全，早期閉経
　　　卵巣機能不全
　　　妊娠異常
　　　胎児アルコール症候群（FAS）
　　　（奇形，生下時異常）

末梢神経，筋肉，骨
　末梢神経炎（両側性，下肢主体，
　　　知覚・痛覚，運動性障害）
　ミオパチー
　　　潜在性
　　　急性（急性腎不全併発）
　　　慢性
　骨粗鬆症，大腿骨頭壊死

精神，脳神経
　依存症
　離脱（退薬）
　徴候（振戦せん妄）
　痴呆（大脳萎縮）
　Wernicke-Korsakoff 症候群
　　（チアミン欠乏）
　小脳萎縮

心，循環系
　心肥大（潜在性心筋障害）
　心筋症，不整脈，
　電解質異常，高血圧

胃，十二指腸，小腸
　急性胃炎，慢性萎縮性胃炎
　びらん性出血性胃炎
　消化性潰瘍
　消化吸収不良症候群

腎，副腎
　尿酸排泄低下—高尿酸血症
　　　—痛風
　アドレナリン分泌亢進

造血障害，末梢血異常
　葉酸欠乏，ビタミン欠乏
　　（大球性貧血）
　鉄欠乏性貧血
　　（出血，鉄の吸収・利用障害）
　血小板低下
　リンパ球機能不全
　　（免疫能低下）

図 9-1　アルコールによる主な臓器や血液の異常

表 9-6 アルコール中毒診断会議および米国精神医学会 DSM-IV 分類

・アルコール依存症	DSM-IV：アルコール関連障害
・アルコール精神病	アルコール使用障害
アルコール依存徴候を有する精神病	アルコール依存
アルコールてんかん様けいれん発作	アルコール乱用
振戦せん妄	アルコール誘発性障害
アルコール幻覚症	アルコール中毒
	アルコール離脱
アルコール依存徴候を基盤として生じる精神病	アルコール誘発性せん妄
アルコール性痴呆	アルコール誘発性持続性痴呆
アルコール性 Korsakoff 精神病	アルコール誘発性持続性健忘障害
アルコール性嫉妬妄想	アルコール誘発性精神病性障害
・急性アルコール中毒	アルコール誘発性気分障害
普通酩酊	アルコール誘発性不安障害
異常酩酊	アルコール誘発性性機能不全
病的酩酊	アルコール誘発性睡眠障害
複雑酩酊	

表 9-7 アルコール依存症の診断基準の基本

- 身体依存：アルコール離脱症状（アルコールが血液中から減少していくに従い，手指振戦，不眠，自律神経症状（下痢，発汗嘔気，嘔吐など）が現れ，さらにこの程度が強くなると「振戦せん妄」という意識障害を伴った精神運動興奮，幻覚（小動物視）が出現）
- 精神依存：「飲みたい」というきわめて強い衝動，強迫的飲酒要求に基づく飲酒抑制の障害
- 身体的障害：アルコール性肝炎，膵炎，胃腸障害，心筋炎など
- 社会的問題：飲酒による夫婦の不和，離婚，失職，飲酒運転による事故，暴力などの警察問題

ど）である．診断基準として，厚生省アルコール中毒診断会議の基準 (1979)，米国精神医学会による DSM-IV 分類（高橋ら，1995），WHO による ICD-10（融ら，1993）などがあるが，表 9-6 に，アルコール中毒診断会議の基準と，DSM-IV 分類を示した．また一般的なアルコール依存症の診断基準の基本を表 9-7 に示す．身体依存，精神依存，身体的問題および社会的問題を総合的に判断して診断する．

5. アルコール依存症に対するガーデニングの効果

(1) 対象

今回の対象者11名は次のような患者さんである。飲酒歴20年以上，たびたび入退院を繰り返し長期にアルコール依存症で入院。作業療法で取り上げたガーデニングに「参加したい」，もしくは「参加してもよい」と希望し，GHQ調査に同意した。彼らの年齢は，41〜79歳で平均は60.0歳，また，平均在院年数は7年であった。

(2) 精神健康度

まずガーデニングの前後における心理変化の評価をするために，精神健康度を測定する尺度として本邦でもっとも用いられている一般健康調査票 (GHQ : General Health Questionnaire) (Goldberg, 1972) を選択し，そのなかでもGHQ 12 (12-items General Health Questionnaire) を用いた。GHQは，本来60項目であるが，判断能力の高い項目を選んで作られた30項目版，20項目版，12項目版，さらに因子分析から求められた28項目版が開発されている。質問項目のもっとも少ないGHQ 12を用いた理由は，妥当性が他の版と比べて遜色がないとされ (Goldbergら，1997)，最近では使用頻度が高いためである。

質問項目は，表9-8に示すように，①物事への集中，②不眠，③生きがいを感じるか（有益な役割），④物事への決断，⑤ストレスを感じるか（緊張），⑥問題の解決力，⑦日常生活を楽しむことができるか，⑧自分の問題に積極的に立ち向かえるか，⑨憂うつ，⑩自信喪失，⑪役に立たないと感じるか，⑫全般的な満足，の12項目である。採点方法は，各選択肢に対し，0点―1点―2点―3点を与えて採点するリード法で行った。

ガーデニングを開始する前と開始後4ヵ月目にあたる各種野菜類の収穫時にGHQを調査した。

表 9-8 一般健康調査表（General Health Questionnaire：GHQ）12項目版

この数週間におけるあなたの心身の状態についてお伺いします．最も適当と思われる番号に○をつけてください．

1. 何かをする時いつもより集中して
   - ①できた
   - ②いつもと変わらなかった
   - ③いつもよりできなかった
   - ④まったくできなかった
2. 心配事があって，よく眠れないようなことは
   - ①まったくなかった
   - ②あまりなかった
   - ③あった
   - ④たびたびあった
3. いつもより自分のしていることに生きがいを感じたことが
   - ①あった
   - ②いつもと変わらなかった
   - ③なかった
   - ④まったくなかった
4. いつもより容易に物事を決めることが
   - ①できた
   - ②いつもと変わらなかった
   - ③できなかった
   - ④まったくできなかった
5. いつもストレスを感じたことが
   - ①まったくなかった
   - ②あまりなかった
   - ③あった
   - ④たびたびあった
6. 問題を解決できなくて困ったことが
   - ①まったくなかった
   - ②あまりなかった
   - ③あった
   - ④たびたびあった
7. いつもより日常生活を楽しく送ることが
   - ①できた
   - ②いつもと変わらなかった
   - ③できなかった
   - ④まったくできなかった
8. いつもより問題があった時に積極的に解決しようとすることが
   - ①できた
   - ②いつもと変わらなかった
   - ③できなかった
   - ④まったくできなかった
9. いつもより気が重くて憂うつになることは
   - ①まったくなかった
   - ②いつもと変わらなかった
   - ③あった
   - ④たびたびあった
10. 自信を失ったことは
    - ①まったくなかった
    - ②あまりなかった
    - ③あった
    - ④たびたびあった
11. 自分は役に立たない人間だと考えたことは
    - ①まったくなかった
    - ②あまりなかった
    - ③あった
    - ④たびたびあった
12. 一般的にみて幸せといつもより感じたことは
    - ①たびたびあった
    - ②あった
    - ③なかった
    - ④まったくなかった

表9-9　ガーデニングの実施計画

4月12日	GHQ
19日	ミーティング
26日	コスモス・アサガオ・ヒマワリ・ミニトマトの種まき⇒プランターへ
5月17日	ナス・キュウリ苗植え，ニンジン・ダイコン種まき
24日	コスモス・アサガオ・ヒマワリ・ミニトマトの植え替え⇒畑へ
6月7日	カボチャ苗植え
21日	ナス・キュウリ収穫
7月5日	サツマイモ苗植え，ダイコン収穫
19日	ミニトマト収穫
8月16日	カボチャ収穫
23日	ニンジン収穫
30日	GHQ

(3) ガーデニングの試み

A病院での作業療法は，書道，手工芸，料理，スポーツなどを行っている。そこで作業療法参加者のなかでガーデニングを希望する意見も多かったため，毎週水曜日午前中のみ約2時間程度ガーデニングを行った。まず広い運動場の片隅に，約3×15 mの畑を造成し，腐葉土を混ぜることからはじめた。

表9-9に示すように，種まきは4月26日からはじめ，ナス，キュウリ，ニンジン，ダイコン，ミニトマト，ブロッコリーなどを植えた。途中では間引き，追肥，剪定，害虫取り，水やり，草取りなどを全員で行った。約4ヵ月後の8月23日にすべての収穫が終わった。

(4) ガーデニング前後のGHQの結果（図9-2）

各項目ごとにガーデニング開始前後の変化を示す。

① 物事への集中

ガーデニング開始前（以下，開始前）では，11例中3例（27.3％）が「できなかった」と答え，そのうち2例が「いつもよりできなかった」，1例が「まったくできなかった」であった。他の8例が「いつもと変わりなかった」と答えた。

ガーデニング開始後（以下，開始後）には物事への集中に問題のある3例

中2例（66.7％）が改善した。その内訳は「まったくできなかった」と答えた1例は「できた」に改善し，「いつもよりできなかった」と答えた2例中1例は「できた」に改善したが，1例には変化はなかった。また，「いつもと変わりなかった」と答えた8例にも変化はなかった。

② 不眠

開始前では，11例中4例（36.4％）が「たびたびあった」と答え，その他の2例が「あまりなかった」，5例が「まったくなかった」と答えた。開始後には「たびたびあった」と答えた4例すべて（100.0％）が「まったくなかった」と答え，不眠は改善した。「あまりなかった」と「たびたびあった」と答えた7例には変化はなかった。

③ 生きがいを感じる

開始前では，11例中8例（72.7％）に問題があり，そのうち1例が「まったくなかった」，7例が「なかった」と答え，その他の3例が「いつもと変わりなかった」と答えた。開始後には「なかった」と答えた7例中5例（71.4％）が「あった」に改善した。その5例以外の6例は開始前後に変化はなかった。

④ 物事への決断

開始前では，11例中6例（54.5％）が「できなかった」，5例が「いつもと変わりなかった」と答えた。開始後には「できなかった」と答えた6例中5例（83.3％）が「できた」に改善した。「できなかった」と答えた1例と「いつもと変わりなかった」と答えた5例には変化はなかった。

⑤ ストレスを感じる

開始前では，11例中6例（54.5％）に問題があり，そのうち2例が「たびたびあった」，4例が「あった」と答えた。他の3例は「あまりなかった」，2例が「まったくなかった」と答えた。開始後にはストレスを感じていた6例中3例（50.0％）が改善した。その内訳は「たびたびあった」と答えた2例中各1例ずつが「まったくなかった」と「あまりなかった」に改善した。「あった」と答えた4例中1例が「まったくなかった」に改善した。

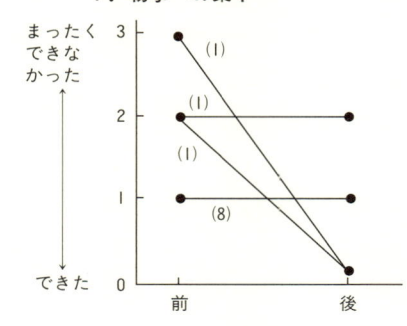

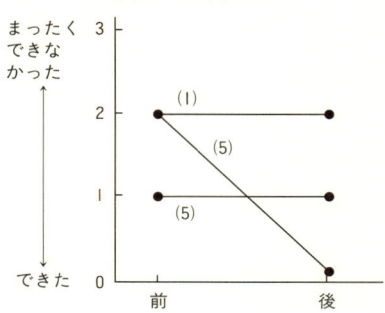

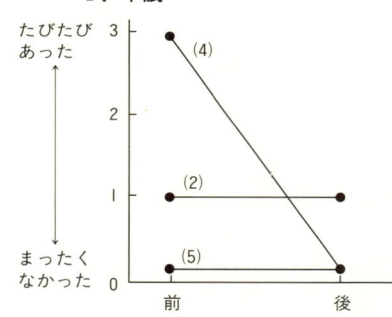

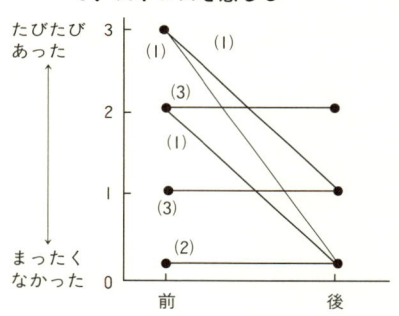

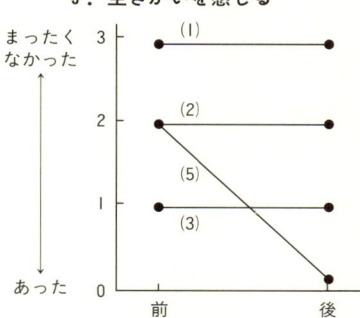

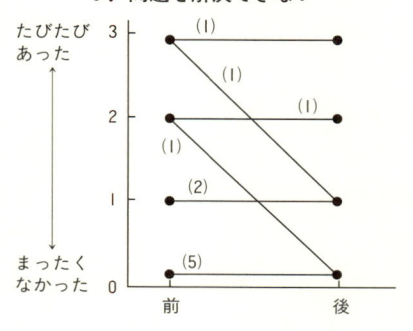

図 9-2 アルコール依存症に対するガーデニング実践前後の GHQ 12 の変化

第9章　アルコール依存症に対するガーデニングの効果

7．日常生活を楽しむ

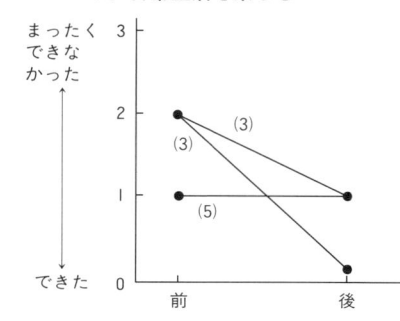

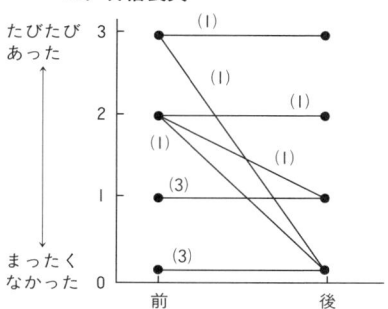

8．積極的に立ち向かえる

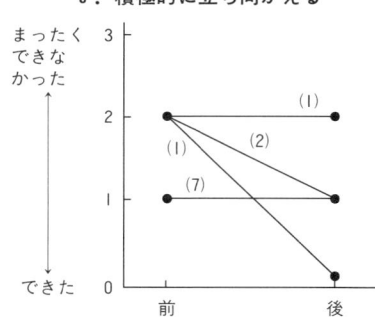

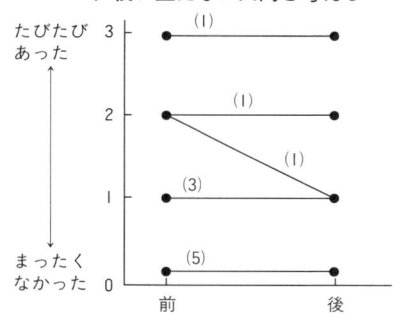

9．憂うつ

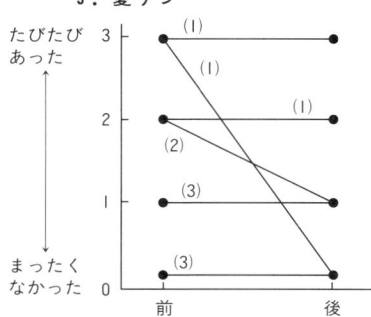

10．自信喪失

11．役に立たない人間と考える

12．全般的な満足

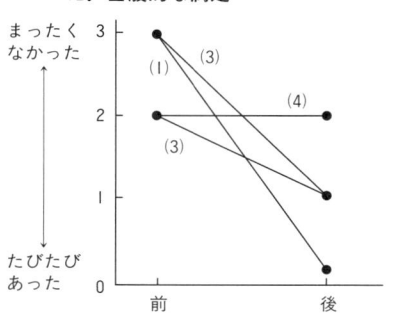

図9-2　（つづき）

⑥ 問題を解決できない

開始前では，11例中4例（36.4％）に問題があり，そのうち2例が「たびたびあった」，2例が「あった」と答えた。他の2例が「あまりなかった」，5例が「まったくなかった」と答えた。開始後には問題を解決できないと答えた4例中2例（50.0％）が改善した。その内訳は「たびたびあった」と答えた2例中1例が「あまりなかった」に改善し，1例には変化なかった。「あった」と答えた2例中1例は「まったくなかった」に改善し，1例には変化なかった。「あまりなかった」と「まったくなかった」と答えた7例には変化なかった。

⑦ 日常を楽しむ

開始前では，11例中6例（54.5％）に問題があり，そのすべてが「できなかった」と答えた。その他5例は「いつもと変わりなかった」と答えた。開始後には日常生活を楽しむことに問題のある6例中6例（100.0％）が改善した。その内訳は6例中3例（50.0％）が「できた」，3例（50.0％）が「いつもと変わりなかった」に改善し，「いつもと変わりなかった」と答えた5例には変化はなかった。

⑧ 積極的に立ち向かえる

開始前では，11例中4例（36.4％）に問題があり，4例とも「できなかった」と答え，他の7例は「いつもと変わりなかった」と答えた。開始後には4例中3例（75.0％）が改善し，その内訳は1例は「できた」，2例は「いつもと変わりなかった」に改善し，1例は「できなかった」のままであった。「いつもと変わりなかった」と答えた7例には変化はなかった。

⑨ 憂うつ

開始前では，11例中5例（45.6％）に問題があり，そのうち2例が「たびたびあった」，3例が「あった」と答えた。他の6例中「まったくなかった」と「いつもと変わりなかった」が3例ずつであった。開始前後において憂うつさを訴えた5例中3例（60.0％）が改善した。その内訳は「たびたびあった」と答えた2例中1例が「まったくなかった」に改善し，1例には変化なかった。「あった」と答えた3例中2例が「いつもと変わりなかった」

に改善し，1例には変化はなかった。他の6例には変化はなかった。

⑩　自信喪失

開始前では，11例中5例（45.6％）に問題があり，そのうち2例が「たびたびあった」，3例が「あった」と答えた。他の6例は「あまりなかった」と「まったくなかった」が3例ずつであった。開始後には自信喪失を訴えた5例中3例（60.0％）に改善がみられた。その内訳は「たびたびあった」2例中1例が「まったくなかった」に改善し，1例には変化なかった。「あった」と答えた3例は，「まったくなかった」，「あまりなかった」と変化なしが1例ずつであった。開始前に「あまりなかった」と「まったくなかった」と答えた6例には変化はなかった。

⑪　役に立たない人間と考える

開始前では，11例中3例（27.3％）に問題があり，そのうち1例が「たびたびあった」，2例が「あった」と答えた。その他の8例中5例が「まったくなかった」，3例が「あまりなかった」と答えた。開始後には役に立たないと考えた3例中1例（33.3％）が改善した。その内訳は「あった」と答えた2例中1例が「あまりなかった」に改善したのみで，その他は変化はなかった。

⑫　全般的な満足

開始前では，11例中11例（100.0％）に問題があり，そのうち4例が「まったくなかった」，7例が「なかった」と答えた。開始後には全般的な満足が得られなかった11例中7例（63.6％）が改善した。その内訳は「まったくなかった」と答えた4例中1例が「たびたびあった」，3例が「あった」へ改善した。「なかった」と答えた7例中3例が「あった」に改善し，4例には変化はなかった。

6. ガーデニングはなぜ効くか

ガーデニングは，土，種子，野菜の形や色，水，空や太陽光を見て（視覚），土，種子，野菜そして水に触れ（触覚），香りを嗅ぎ（嗅覚），土を耕

し，種子を播き，水や肥料を与え，収穫し，穫れた野菜を食べたときのそれぞれの音や味（聴覚・味覚）など，人間の五感を十分に刺激する要素を持ち合わせている。人間は自然のなかの一つの生き物であると考えれば，私たち人間がガーデニングを行うことは，自然に調和すること，また自然と一体になることにほかならない。そのような「ガーデニングという自然に親しむ行為」という観点（私見）から，今回行ったGHQ 12の変化を考えてみよう。

　ガーデニング前後のGHQ 12の調査では，12項目において問題を抱えた症例のうち33.3〜100％の改善を認め，悪化した症例はまったくなかった。「不眠」と「日常生活を楽しむ」ことは100％，「物事への決断」が83.3％，「積極的に立ち向かう」が75％，「生きがいを感じる」が71.4％，「物事への集中」が66.7％，「全般的な満足」は63.6％，「憂うつ」および「自信喪失」が60.0％，「ストレスを感じる」および「問題を解決できない」が50.0％改善したが，「役に立たない人間」は33.3％しか改善しなかった。

　「日常生活を楽しむ」や「生きがいを感じる」について，参加した11名全員がガーデニング希望者でモチベーションが高かったことも加わり，子供時代から触れたり味わってきた感覚が甦（よみがえ）り，楽しみなどに直結し，そしてストレス発散へとつながったのであろう。

　「不眠」に関しては，精神科の閉鎖的な環境におかれ，慢性の運動不足となっている状況では，体を動かし汗を流すことが運動となり，十分な入眠効果になったようである。軽度の運動は抗うつ効果があるといわれており，すべての患者が作業終了直後に「気持ちよかった」と笑顔で繰り返し訴え，喜びを体で表現する者もいた。また，日中の不快な考えごとや焦燥感などが不眠を悪化させることから，ガーデニングは日中の心理状態を安定させ穏やかにさせる可能性がある。

　「物事への決断」や「積極的に立ち向かう」ことについては，農作業を行ううえで，野菜についての知識を知り，作業の細かな手順を考え準備や作業する行為から，知的好奇心，判断や行動力を求められ，最後までやり遂げる喜びと自信へつながるのではないだろうか。そしてそれは「物事への集中を高める」効果を養っているようでもある。

しかし，根深く残るものとしては，「役に立たない人間」という劣等感であり，これは，過去に何度も飲酒することで家族や同僚，友人などを傷つけてきた結果，見捨てられ，周囲からも自らもがアルコール依存症という"非生産的な人"というレッテルを貼ったことによるものであろう。この無力感，無価値観，劣等感などを払拭するには患者本人と医療スタッフや家族などの周囲の協力と地道な努力も必要である。

いずれにしても今回の結果から，長期入院しているアルコール依存症者に対するガーデニングの影響は，GHQから理解されるように，明らかにガーデニング前の健康度を増しQOL（Quality of Life）を高めると思われる。

7. おわりに

今回は，長期入院中のアルコール依存症者にガーデニングを試み，その心理変化を評価するためにガーデニングの開始前後にGHQ 12（12-item General Health Questionnaire）を施行した。その結果，各項目で症状を訴えた者のうち，「不眠」と「日常生活を楽しむ」ことは100％，「物事への決断」が83.3％，「積極的に立ち向かう」が75％，「生きがいを感じる」が71.4％，「物事への集中」が66.7％，「全般的な満足」は63.6％，「憂うつ」および「自信喪失」が60.0％，「ストレスを感じる」および「問題を解決できない」が50.0％，「役に立たない人間」の33.3％が改善した。悪くなった項目はまったくなかった。これらの結果から自然に親しみ自然と一体感を体験するガーデニングは，アルコール依存症者のQOLを高めるうえで，重要な役割をもつと考えられた。

WHOにもSpiritual Care（霊的ケア）のなかに，自然と触れ合う時間を共有することも大切であると記載されている。一連の四季折々の野菜を作るといった生きるために必要な食物を生産することや綺麗な原色に熟した食物の瑞々しさを見て味わうことは，ごく自然に人の心にエネルギーを与え，心のなかでマスクされた感性を呼び起こし，感動を与え，心も熟してくるようである。

私たち人間は自然のなかの一つの生き物であることを考えれば，ガーデニングを行うことは自然に調和することである．自然と一体になり，脳内モルヒネを出し免疫力を高める可能性もある．そのことは人間にとって一番大切なことではないかと考える．現代社会のストレスの多い状況では，人と人との争いや，金銭の問題，病気や将来の不安などを多く抱えており，このような時こそ，一時的にでも過度の欲望を捨て無欲になり，自然に身を任せ自然に親しむのがベストだと考える．自然に親しもうとする第一歩が大切である．

引用文献

アルコール中毒診断会議．1979．『アルコール精神疾患の現状と診断基準』（厚生問題研究会，東京）．

Elmslie, R.G., R.A. Davis, D.F. Magee and T.T. White. 1964. Absorption of alcohol after gastrectomy. Surg. Gynecol. Obstet. 119 : 1256-1258.

Goldberg, D. 1972. The detection of psychiatric illness by questinnaire. (Oxford University Press, Oxford).

Goldberg, D.P., R. Gater, N. Sartorius, T.B. Ustun, M. Piccinelli, O. Gureje and C. Rutter. 1997. The validity of two versions of the GHQ in the WHO study of mental illness in general health care. Psychol. Med. 27 : 191-197.

Higuchi, S., S. Matsushita, H. Imazeki, T. Kinoshita, S. Takagi and H. Kono. 1994. Aldehyde dehydrogenase in Japanese alcoholics. Lancet. March 19 : 741-742.

市川佳幸．1981．ミクロソーム型並びにミトコンドリア内膜型シトクロム P-450 依存性電子伝達系の種類とこれらの基質特異性．生化学 53 : 221-245.

市川佳幸．1997．アルコール代謝概論，特別号「アルコール関連障害とアルコール依存症」．日本臨床 55 : 22-27.

石井裕正・岡崎 勲・松崎松平（監訳）．1985．『LIBIER アルコールと臓器障害』（医歯薬出版，東京）．

石井裕正．1981．『アルコール内科学』（医学書院，東京）．

Jones, A.W. 1991. Forensic science aspects of ethanol metabolism. pp. 31-89. In : A. Maehly and R.L. Williams (eds.). "Forensic Science Progress 5". (Springer-Verlag, Berlin).

厚生統計協会．1997．国民衛生の動向．厚生の指標 臨時増刊 44(9) : 104-105.

Krebs, H.A. and J.R. Perkins. 1970. The physiological role of liver alcohol dehydrogenase. Biochem. J. 118 : 635-644.

栗山欣弥・大熊誠太郎．1994．アルコール依存の生物学的基礎．pp. 1 -23．洲脇 寛・栗山欣弥（編）．『アルコール依存の生物学』vol. 8（学術出版センター，東京）．

斎藤慈子．1997．アルコール関連障害とアルコール依存症．概論的事項．日本臨床特別

号(通巻第 712 号):503-510.

高木　敏・杠　岳文・横山　顕.1996.急性アルコール中毒の治療.精神科治療学 11(7):679-684.

高橋三郎・大野　祐・染矢俊幸(訳).1995.『DSM-IV 精神疾患の分類と診断の手引』(医学書院,東京).

融　道男・中根允文・小見山実(監訳).1993.『ICD-10 精神および行動異常　臨床記述と診断ガイドライン』(医学書院,東京).

Vesell, E.S. 1972. Ethanol metabolism : Regulation by genetic factors innormal volunteers under a controlled environment and effect of chronic ethanol administration. Ann. N. Y. Acad. Sci. 197 : 79-88.

Wrighton, S.A., P.E. Thomas, D.E. Ryan and W. Levin. 1987. Purification and characterization of ethanol-inducible human hepatic cytochrome P-450 HLj. Arch. Biochem. Biophys. 258(1) : 292-297.

恵紙英昭・石橋正彦・北尾伸子.2002.アルコール依存症に対するガーデニングの効果.pp. 167-187.松尾英輔・正山征洋(編著).『植物の不思議パワーを探る—心身の癒しと健康を求めて—』(九州大学出版会,福岡).224 ページ.

第10章
樹木・森と人のよい関係

飯田　繁

1. はじめに

　樹木や森を園芸療法・園芸福祉の対象として考えたとき，まっ先に浮かんだのは盆栽，続いて庭造り，そして公園や鎮守の森と続き，さいごに裏山から人を寄せ付けないような森へと想いが広がった。盆栽から原生の森まで，それぞれに特色があり，療法や福祉とのかかわりも自ずと異なってくる。花や野菜を対象にした第1章と違った見方をするという意味で，花や野菜に近い盆栽や庭造りなど，住宅地内でも可能なものは除き，公園や野山の樹木そして森を主な対象として考えてみたい。

　ところで，人々が公園や森林を訪れるとき，樹木だけを求めるわけではない。それと結びついた水辺や渓流，野鳥や小動物や昆虫，草花や香りや色合いなども含め，あるいはそれらが全体として形作る風景となった樹木や森を求めて，時と場所を選ぶのである。ようするに，樹木や森は複合的なものとして認識されることが多い。したがって，ここで「樹木・森」という場合，それと一体的な水辺や地形や草花や風景などを含んでいることをまず了解してもらいたいのである。

2. 樹木・森の香り

(1) 樹木の香り

　香りを利用する療法は，アロマセラピー（Aromatherapy）という。日本語では芳香療法とよばれ，「花・草花などの香りをかいでストレスを軽減し，心身の健康をはかる療法」（『広辞苑』）である。

　樹木や森の香りは，さまざまな場所から発している。花や葉から発するもの，芽や樹液からのもの，燃やしたときに独特の匂いをもつもの，板や柱にしたときの匂いなどである。

　花は一般に芳ばしい香りを発する。ツツジやサツキなどの植え込みは，花の美しさばかりではなく，香りも観賞の重要な要素である。また，公園などに植えられたクチナシやキンモクセイの香りは広い範囲に及ぶ。香りを求め，ジャスミンの鉢を居間やベランダに置く家庭も少なくないだろう。

　若芽・若葉では，すぐにサンショウ，クスノキなどが浮んでくる。しかし，多くの場合，香りは樹液のなかに含まれている。樹液から香りの成分を取り出さなくとも，木材（板，柱，チップ，ノコクズなど）や葉を折りたたんでも香りを鑑賞することができる。参考のために，関係者によく知られた香りのある樹木について表10-1に紹介しておく。

(2) 香りの活用

　森や樹木の香りを利用した健康回復法は，アロマセラピーの一つである。しかし，森や樹木には，消臭など別の側面も含まれているので，アロマセラピーに限定することはできない。

　香りの活用という点だけを取れば，鼻の粘膜（嗅覚）を通して認識される方法，呼吸によって肺から吸収される効果，皮膚を通して全身（または香りを塗ったところ）から吸収されるものに分類できる。それ以外に，空気を浄化したり，イヤな臭いを消すことによって気分爽快になるといった方法もある。

第10章 樹木・森と人のよい関係

表10-1 香りに関係する樹木

香料名	樹種	部位	主成分	用途
アビエス油	トドマツ	枝葉	ボルニルアセテート	香粧品，マスキング，浴用
シベリアパイン油	シベリアモミ	枝葉	ボルニルアセテート	香粧品，マスキング，浴用，消毒
テレピン油	マツ	樹液	α-ピネン	溶剤，合成原料
シダーウッド油	エンピツビャクシン	材	セドロール	石鹸，噴霧，消毒
ヒバ材油	ヒノキアスナロ	材	ヒノキチオール	抗菌，香粧，浴用
ヒノキ材油	ヒノキ	材	カジネン	抗菌，香粧，浴用
ショウノウ油	クスノキ	材他	カンファー	除虫，カンファー
ケイ皮油	ニッケイ	樹皮	ケイ皮アルデヒド	食品香料
クロモジ油	クロモジ	枝葉	リナロール	芳香剤，調合
ローズウッド油	リナロエ	材	リナロール	石鹸，調合
バラ油	バラ	花	シトロネロール	調合
イランイラン油	イランイランノキ	花	テルペンアルコール	調合
ユーカリ油	ユーカリノキ	葉	シネオール	薬用，食用，合成
ティーツリー油	ティーツリー	小枝	シトラール	化粧品，調合
チョウジ油	チョウジ	蕾・葉	オイゲノール	食品，薬用
カヤブテ油	カヤブテ	枝葉	シネオール	薬用，石鹸
白檀	ビャクダン	材	サンタロール	薫香，石鹸，調合
沈香	ジンコウボク	菌害材	アガロール	薫香
安息香	アンソクコウノキ	樹脂	レジノタンノール	薫香
乳香	ニュウコウジュ	樹脂	モノテルペン類	薫香

（林，1996を一部省略修正）

　体をリフレッシュする香りの樹木（精油，木材，チップなどの形で利用）として，ヒノキ，タイワンヒノキ，ヒバ，クスノキ，バラ，トドマツ，エゾマツなどがあるといわれている。イヤな臭いを消すグッズも爽快な気分にさせる一つの方法であり，すでにフィトンチッド（phytoncide）を活用した消臭剤が市販されている。また，家畜によるニオイ問題は一部で畜産公害と呼ばれ，深刻であるが，ノコクズや木材チップ（硬貨ほどの大きさに切った木材）を利用した消臭方法が研究されている。

　森に入って爽やかな気分になるのは，さまざまな樹木のフィトンチッドを全身から浴びることによって得られるもので，森林浴（しんりんよく）と呼ばれるようになった。森林浴（「海水浴」「日光浴」になぞらえた語）は，森林に入り，樹木の香気を浴び，精神的な安らぎと爽快な気分を得ること（『広辞苑』），と定義

表10-2 フィトンチッドの効用

作　用		植　物　の　例
抗菌作用	樹病菌に強いもの 木材腐朽菌に強いもの 病原菌を殺すもの	ドウダンツツジ，シラキ ヒバ，ヒノキ ネズ，トドマツ，(ワサビ)
昆虫に対する作用	殺虫作用のあるもの 食べられるのを防ぐもの 忌避作用のあるもの	ニーム，(タバコ)，(デリス)，(ジョチュウギク) クサギ，アセビ ユーカリ，ハッカ
植物成長阻害作用	根から阻害物を分泌するもの 葉から阻害物を放出するもの	(セイタカアワダチソウ)，クルミ サルビア属灌木，ユーカリ
薬理作用	胃腸の働きを良くするもの 鎮痛作用のあるもの 喘息，せき止めに効果 精力増強になるもの	キハダ，ニガキ，サンショウ，(センブリ) ハッカ，ホウノキ ホウノキ，ナンテン，ヤマグワ トチュウ，カリン
快適性増進作用	気分を和らげるもの 頭をすっきりさせるもの	ヒノキ，(ラベンダー) ジャスミン，ビャクダン

(谷田貝, 1996を一部改変. ( ) 内は草本)

されている。

　このフィトンチッドとは，「抗菌・殺虫・植物の成長促進・気分を快適にする働きなどの活性をもつ植物成分。狭義には，植物が放出，あるいは分泌し人間の体に良い影響を与える揮発性物質」(谷田貝, 1996) である。
　森林浴によって気分が爽快になるのは，樹木が放出する揮発性フィトンチッドに，α-ピネンという物質があり，この香りの成分が緊張をほぐし，血流を良くし，脈拍数を減らす効果をもっているからだという (谷田貝, 1996)。そうしたフィトンチッドの効用を表10-2にまとめた。
　少し場面は異なるが，酒やウイスキーは樹木 (樽) と深い関係がある。酒を「飲む」という観点でみれば，アルコール度数や量が問題になるかも知れないが，それで満足する人は少ないであろう。酒の効用は，飲んだ人に爽やかさをもたらし，人生の渇きをいやし，人間の苦しみを「解放」してくれなければならない。さらに進んで，一日の生活に感謝し，一家に団らんを呼び，

明日に向かって活力を提供してくれるものでなければならない。そうした酒は「飲む」のではなく，「たしなむ」世界に行き着く。

多様な生き方や状況に合わせ，多様な酒類が存在する。他の酒と異なる良さを強調するためには，差別化（他と異なった特徴・良さ）が必要であり，そのために樹木の香りが利用されている。ウイスキーの樽は老齢なナラの大木を利用している。日本の焼酎にも一部ではナラの樽が利用されている。酒のなかでスギ材の香りをもつものもある。樽に貯蔵された酒類はまろやかで食や会話を弾ませる。

(3) 香　木

香りは古代社会から使用され，各地に香りの文化や産業を育んできた。古代ヘブライではスギ（Cedar）（マツ，モミという説もある），ヒノキ（Cypress），ニッケイ（Cinnamon），バラ（Rose）などが香木，香水，化粧品として利用され，その生産者は世襲制で高い技術をもっていたという。

インドではサンダルウッド（$Santalum\ album$）が香木，香水原料として有名である。ケララ州，カルナティカ州にはこの樹木が多く分布することから，サンダルウッド・ベルトと呼ばれている。同地域にはサンダルウッドから香木や香水を生産する工場が動いており，今でも香の生産は盛んである。日本ではこの木を白檀と呼んでいる。

日本には香木になるような樹木は生育していない。すべて輸入であるが，沈香（ジンコウ；$Aquilaria\ agallocha$）は有名である。沈香は，「熱帯アジアに産し，高さ約10メートル。木質堅く，水に沈むので沈という。……土中に埋め，または自然に腐敗させて香料を得，光沢ある黒色の優良品を伽羅という」（『広辞苑』）。こうした樹木の香りは心を癒し，休息や爽快感をもたらす。

(4) 利用方法

アロマセラピーの分野において，樹木の香りも利用されている。その世界では，香りを利用し，緊張をほぐし，人間性の回復に貢献するという明確な

目標に基づき，合理的・効率的な作法が開発され，実践されている。しかし，森や樹木の香りを活用した療法としての実践はまだ十分確立したとはいえない。森林浴はその一つである。それはフィトンチッドを総合的に利用することではあるが，どのような症状にどのような森林浴がふさわしいかハッキリしていない。確かに，適度の森林浴をした場合，気分はスッキリし，明日への活力がわいてくる。しかし，森を歩き過ぎ，あるいは欲張った計画をしたため，疲労感が翌日まで残ることもないわけではない。オーバーにならないためには，症状とそれに対応した処方箋が求められる。しかし，それは今のところ，個人にまかされている状況である。

3. 森の音

(1) 森の音，森の静寂(せいじゃく)

都心を離れ，田園地帯に出れば，騒音は減っていく。それを通り越し，森に少し入るとさらに静かになる。そしてさらに進むと静寂感が次第に高まっていく。とくに高い樹木の多い大きな森に入るとますます静かになる。しかし，音がなくなってしまうわけではない。じっと立ち止まって聴き入ると，さまざまな音がいろいろなところから聞こえてくる。遠くの音，近くの音，風の音，小鳥たちの鳴き声，滝や小川のせせらぎ，鳥や動物たちの枯れ葉を踏んでいく音，その他の沢山の音や声が聞こえてくる。これは都会の騒音と違った，澄みきった音であり，森の音である。

はるか遠くから聞こえる滝の音や身近に水滴の落ちる音は，一つの音色であり，代表的な森の音である。ピーというかん高い鳥やシカの鳴き声は，同じく一つの音色である。1羽の小鳥が高低織りまぜて歌う音楽は，しばしば独唱のように辺りの音を支配し，一つの音色と同じような効果をもつ。森の音は，このように一つの音色，あるいは独唱性を強調する音によって構成されることが多い。そこが都会の騒音とは異なる森の音たるゆえんである。

森の音が二つになり，三つになり，時にはもっと多くの種類によって構成されることもあるが，二重奏，三重奏あるいはオーケストラと同じような響

きをもっている。森のなかに入ったときの最初の雰囲気は，音楽会の会場における開演直前の静寂と似ている。自分も動かないでジッとしないと聞こえない音が多い。こうした森の音がCDとして音楽の一つとして販売されるようになった。この音や静寂は療法の有力な材料である。

(2) 森の音の心地よさ

　森の音が人間に与える影響について調べることは難しい。まず第一に，調査する場所を決めることが難しい。場所によって森の音がすべて異なるからである。第二に，そこに測定機器を運ぶことが大変である。第三に，森の音はつねにたくさんの音が入り交じっており，調査する人ごとに違った音として聞いていると考えられる。そのため，どんな音に反応してどんな判断をしたのか判定が難しい。同じ場所で，同じ時間に調査したが，聞いている音は調査者ごとにすべて違っていたというような結果も考えられる。

　そのため，森の音の影響を調査するためには，森の音を風の音，川の音，小鳥の鳴き声，動物の鳴き声などに分解し，その分解した音に対してどのような印象をもつかという調査方法が採られることになる。しかし，分解した音を録音するのも難しい。一緒に聞こえるわけだから。また，普通のテープレコーダーで，私のような素人が収録しても期待したような音は記録できない。森の音を研究している専門家でも苦労するそうである。

　豊川氏（1996）は森の音を収録し，人間にどのような印象を与えるかということについて研究しているが，せせらぎの音，カッコウ，ウグイス，オオルリなどの鳴き声は，人々に「おだやかさ」を印象づけているという。また，小川のせせらぎ音や野鳥のさえずりは人間の脳波にリラックス状態をもたらし，α波を誘起させるという。

(3) 活用方法

　独りになりたい，干渉されたくない，静かなところへ行きたい。こういう沈んだ気分になることがある。そうした気分を回復してくれる場所として樹木の多い公園や森は最適な場所である。しかし，広い公園，樹木の多い公園，

森ならどこでもよいというわけではない。時間や体力，気力を考え，見合ったところを考えねばならない。

　落ち込みが激しい場合，死んでもいい，死にたい，といった気分になって森に入ると取り返しのつかない結果をもたらすことになる。したがって，近くの公園ならともかく，遠くの森に出向くときには，複数の人と一緒に行くことを勧めたい。

　また，森や公園の音が常に静かであるわけでもない。天候次第では，ずぶ濡れになることもあり，また，暴風などの恐ろしい音がこだますることもある。それゆえに，適当な場所がないときは，森の写真を壁に貼り，森の音のCDを聞くというような方法が適当かも知れない。

4．森や巨木の神秘性・宗教性

(1) 巨　　木

　各地にさまざまな種類の巨木が分布しているが，その数やサイズは次第に小さくなっているようである。その原因がどうであれ，数が減ることは残念なことである。

　最近，『森の巨人たち・巨木100選』（平野・巨樹巨木を考える会，2001）という本が出版された。その本には，全国各地に生存するいろいろな種類の巨木が紹介されている。そのうちの数本に対面することができた。巨木は無言であるが，何かを語りかけているような不思議な雰囲気を漂わせていた記憶が残っている。

　樹木は，他の生き物と比べて少々異なった構造をもっている。たしかに，樹木は生き物ではあるが，その内部は死んだ細胞で構成されている。樹木は毎年太っていくが，同時に内側から死んでいくという不思議な生き物である。生きている部分は，形成層と呼ばれる皮に近いところだけである。内部は樹木を支える柱の役割をしたり，水の通り道ではあるが，そこが腐っても死ぬことはない。ただ，内部が空洞になれば，台風などで折れやすくなるので，寿命は短くなる。

巨木には，しばしば，人が入れるくらいの空洞があったり，てっぺんが枯れていたり，長い風雪に耐えてきた記録を残している。巨木が何かを語りかけているような気分を醸しだすのは，そうした風雪に耐えた記録が，私たちに迫ってくるからである。

(2) 深い森

深い森にある巨木は，鎮守の森にある大きな樹木と少し異なった印象を与えてくれる。もっとも違う点は，深い森には恐ろしさが潜んでいるところにある。たとえば，深い森ではクマやイノシシなどに襲われるのではないか，道に迷ってしまうのではないか，悪霊が出てくるのではないか，というような恐怖心がわいてくる。

深い森はいわば，大自然そのものである。人間が数名で入っても，小さな小さな生き物に過ぎない。この圧倒的な自然と小さな生き物である人間の関係が，私たちに本能的に恐怖心を生み出しているのだろう。確かに，深い森では遠くを見通すことができない。そのための恐怖，どこを歩いているかわからないという不安はある。しかし，見通しの非常によい場所では不安が減るだろうか。見渡す限り地平線であるような場所，あるいは陸地の見えない海に出たとき，やはり不安を感ずる。それは自然の大きさに対する人間の小ささからくるものである。

また，深い森は通常静かである。滝や川がないところではとくに静かである。そういうところに立っている巨木は神秘性を宿している。古代の人々が，深山や巨木に神を認識したのは，圧倒的な自然の大きさと風雪に耐えてきた記録があったためだろう。

(3) 巨木との対話

疲れたとき，大きな樹木に出合うと，しばし疲労感を忘れ，みとれることがある。先の『巨木100選』に登場するような大きな木に出合ったときに，多くの人々はみとれるであろう。そこで，さらに一歩進め，樹木と対話をしてみてはどうだろうか。いつ生まれたのか，台風の時はどうだったのか，火

事の時はどうだったのか，空洞はいつできたのか，そうしたことを聞いていくと，自分よりはるかに苦難の歴史を生き抜いてきたことを知ることになろう。そうした問答は精神的な療法につながっていくのではなかろうか。

巨木，深い森に行くことが療法になるという科学的な証明を私は知らない。しかし，巨木や深い森は私たちの精神的な苦痛を和らげ，励ましてくれるような経験をしている。また，古代人や各地に残るアニミズム（精霊信仰）を理解できるような気分にしてくれた経験もある。未開拓の分野であるが，研究してみる対象である。

5. 小さな旅

(1) 森や巨木を求めた小さな旅

樹木や森を対象にした園芸療法として，植木鉢を家のなかにもち込むことによって療法効果を上げる方法もあるだろうが，最初に述べたように，ここでは樹木や森を求めて小さな旅をすることによって達成されることを想定している。

樹木や森を求める旅は，半日とか1日の時間が必要である。時には2，3日の計画になるかも知れない。どんな小さな旅であっても，旅には体力や気力が必要である。複数の人と一緒に行く場合，つきあいができる。どこに行くか，どのような乗り物で行くか，どんな樹木や森を求めていくかといったことについて，知識や情報が必要なこともあるだろう。ストレス社会から時間的・空間的に逃避できることは，自分を取り戻す有効な手段である。さらに，樹木や森のフィトンチッドを浴び，さわやかな気分になること，快い疲労感を得ることは明日への活力をもたらす。

(2) 季節感

最近，季節感を感ずることが少なくなった。食べ物の世界では，季節感がかなり薄れてきた。冷凍技術や生産技術，世界的な食べ物の交流などが関係している。そして，いわゆる食べ物における「旬(しゅん)」の感覚が次第に小さく

なっている。鳥の鳴き声，花，大気などの季節感を印象づけるものは，大都市に生活する場合，限定される。

　樹木や森は季節の動きにあわせて生活している。春の若葉，夏の青葉，秋の紅葉，冬の枯葉。こうした季節感が樹木や森を求めるもう一つの要素である。人間にも，体内時計（生物時計）があり，それを基にした体調が形成されている。夜型の人は体内時計が少しずれている人であり，大都市の生活者，自然との関わりが少ない若者に多い。

　樹木や森を対象にする限り，動き回るのは昼間である。明るい内の小さな旅を計画・実行していけば，次第に体内時計のズレを調節することが可能である。そして，樹木や森が示す季節を感じる機会が多ければ，1年間をリズムをもって生活することができる。それは人間回復の一つの方法である。

(3) **森林レクリエーション**

　森林レクリエーションという言葉がある。この言葉には，森林のなかで遊び，散策し，楽しみ，人間関係を作り，健康を回復する，というような意味合いが込められている。

　この森林レクリエーションを売り物にした施設も少なくない。公園や森のなかにアスレチック施設を設けたところ，特別の散策路や吊り橋を設置したところ，キャンプ場を設けたところ，釣り堀を設けたところ，森林博物館のような教育施設を設けたところ，実に多様な遊び場とそれに付随する施設（トイレ，駐車場，売店など）が作られている。

　こうした場所は，樹木や森を対象にした療法を実施する有効な場所である。しかし，今のところ，どういう症状にどのコースが適当であるか，どのように活用すべきか（何分歩いて，どこで休憩し，何をするかなど），具体的な方法（療法）は確立していない。実証研究はこれからの課題として残されているが，森林レクリエーションの場所で1日楽しく遊んでくると，体力回復，精神的なリフレッシュを感ずるのは確かであり，医学的・科学的な証明はなくとも，療法としての意味があると判断してよいだろう。

6. 福祉施設における森の利用

　心身に障害をもつ人々に樹木や森は意味のあるものとなっているようである。上原巌氏（2000）の報告を紹介し，その効果について考えてみたい。

　上原氏は心身障害者の施設を3ヵ所（足利市のA学園，長野県のB施設，同じく長野県のC施設）訪問し，樹木や森とのかかわりについて述べている。

　A学園は知的障害者の施設で，約90名の障害者と20名弱の短期滞在の自閉症者が生活しながら療育を行っている所である。滞在者の平均年齢は30歳だという。また，療育とは，知的障害者に対する治療，保育，教育活動を指している。

　ここでは施設の周辺にある約10 haの森を利用して，シイタケ，ナメコ，ヒラタケなどを栽培している。また，スギ林の植林や間伐作業も行っている。他方，3 haのブドウ園も所有し，ブドウ栽培やワイン作りも行っているという。

　作業は，身体的能力に応じて対処することになるが，傾斜のある農地や森で作業することが，脚力，背筋，手や目の反応，指先機能，平衡感覚などのリハビリテーションに寄与し，また，農機具などの操作能力，数量に対する認識，全般的な判断能力，危険認識，集団行動に対する訓練になるという。

　B施設も，森を利用したキノコ生産，自然散策を療育の一つとして取り入れている。施設利用者は約50人で，平均年齢は25歳である。シイタケ栽培や森林作業の目的は，A学園と同じように，自然や森のなかで身障者が自ら体験し，判断し，克服していくことにある。

　C施設は，重度知的障害者が9割を占めているという点で，他の施設と少し違っている。しかし，ここでも「福祉臨床」では，個性や能力に応じた対応ができないと判断し，森を利用した野外活動を取り入れている。具体的には，シイタケの原木生産や間伐材の運搬などを行っている。

　こうした森や樹木を利用した野外における療育は，身体的能力の向上，コミュニケーション能力の向上，障害者の異常行動の減少，感情の安定，基本

的な生活リズムの確立など共通した成果があるという。
　また，森を利用した療育について，上原氏は，①療育プログラム，②療育環境，③療育の指導，という三つの観点が重要であり，それを身障者の状況にあわせて組み立てることが大切であると指摘している。

7. 樹木の薬理効果・洗浄効果

　この項目は，園芸療法・園芸福祉とは直接に関係しないが，一定の関係をもち，研究が進めば療法につながっていくのではないかと予感されるものについて記しておく。

(1) 樹木の薬用効果

　いくつかの樹木には薬用効果がある。近代的な薬剤製造工業が生まれる前は，薬は樹木や草や動物の一部が利用された。今でも，原始的な社会ではサルやその他の動物が食べている草や樹皮などをみて薬として利用している。また，近代的な薬剤製造メーカーも，新薬や副作用の少ない薬の開発のために，さまざまな樹木，草，菌類などを対象に研究を行っている。身近な樹木の薬用効果は，正山教授の本が参考になる（正山，1985）。以下，簡単に紹介する。

　ただ，こうした樹木を利用した薬は，最近ほとんど利用されなくなった。その一つの理由は，原料（樹木）を売る店がなくなったからである。また，実際にそれを利用しようとしたとき，病気の症状と処方箋の関係がハッキリしないのも困る点である。飲めるようにするまでに時間がかかるのも問題である。こうした理由が樹木を利用した薬を遠ざけている。

　他方，薬用ではないが，キシリトール（キシロース）はダイエット用の甘味料として利用されている代表的な樹液である。最近，この物質が虫歯になりにくいという特性をもっているところから，チューインガムに利用されるようになった。

　また，反面，樹木のなかにはハゼやウルシのように，湿疹の原因になる樹

表10-3 薬用効果のある樹木

樹種	部位	効用	備考
アオキ	生の葉	消炎, 鎮痛, 排膿薬, やけど, はれものに使用	生の葉を火であぶり, 柔らかくなったところで患部に貼る.
アカメガシワ	葉と樹皮	胃潰瘍やはれものに効果	葉や樹皮を日干し. 煎じて食後服用.
アケビ	蔓	利尿薬, 通経薬	春から初夏にかけ, 蔓を薄く輪切りにして日干し. 煎じて飲む.
ウメ(梅)	果実	食中毒や下痢に有効	熟する前に採取し, 水洗い後, 果実をおろし, 土鍋でとろ火にかけ, ジャム状になるまで煮詰める.
キハダ(黄柏)	皮	下痢止め, 腸内の異常発酵防止. 口内炎や扁桃炎に効果	夏に樹皮を採取, 外側のコルク層を除き, 黄色の肉皮のみを使用. 2～3gの肉皮に100mℓの水を加え, 煎じてできた汁でうがいすると効果がある.
クコ(枸杞)	果実 根皮 葉	疲労回復と強壮に効果 解熱, 強壮, 不眠, 糖尿病 高血圧	果実は日干し. クコ酒. 根皮は煎じて服用. 日干し後, 粉末にして保存.
クチナシ	果実	消炎, 利尿, 止血作用あり 黄疸, 肝炎, 便秘	果実を採取し, 陰干し. 煎じて服用.
コブシ	つぼみ	頭痛, めまい, 鼻づまり, 蓄膿症	採取後, 陰干し. 漢方薬の原料.
サンショウ	果実	健胃, 胃下垂, 胃腸カタル	実を日陰で乾燥し, 粉末を利用.
ダイダイ(みかん)	果実の皮	食欲不振に効果	ダイダイの皮を日干し. 粉末3gを食前に服用.
タラノキ	幹, 根の皮	糖尿病	秋に採取, 小さく刻んで日干し. 煎じて服用.
ナンテン	果実・葉	咳を抑える 口内炎, のどの痛み, 扁桃炎	12月頃に果実を採取, 日干し. 生の葉を煎じ, うがい薬として使用.
ニワトコ	つぼみ 花, 葉 小枝	葉は発汗, 解熱効果 葉や小枝は利尿効果 薬湯は神経痛, リウマチに効果	葉と小枝は7, 8月に採取して陰干し. 葉, 枝, 花は薬湯として利用.
ネズミモチ	葉と果実	葉は胃炎, 胃潰瘍, 十二指腸潰瘍 果実は強壮, 強精薬	煎じて飲む.
ビワ	葉, 生葉 果実	咳止め効果・肩こり 果実は薬用酒	乾燥葉を煎じて飲む. 生葉を温め患部に貼ると肩こり軽減に効果.
ホオノキ	樹皮	健胃, 腹痛, 糖尿病 胸腹部の膨満感, 食道中の異物感などを取り除く効果 精神安定薬	煎じて服用.
ボケ	果実	暑気あたり, 吐き気, 浮腫 薬用酒は疲労回復	果実を輪切りにして太陽光で乾燥. 煎じて服用.

(正山, 1985を参考に筆者が編集)

木もあるので注意が必要である。

(2) 住宅内の浄化

　最近の住宅は，シックハウス症候群を誘発することがある。ホルムアルデヒドが有力な原因物質であるが，その発生は一般に微量である。しかし，住宅の気密性が高くなり，換気をしないで長く居続けるとこの症状を起こす。

　こうした有害物質を，一部の木材は吸収してくれる。たとえば，セイヨウハコヤナギ，ニセアカシア，イロハカエデ，ハルニレ，ツバキ，シラカシなどはホルムアルデヒドの吸収能力が高いといわれている（大平，2000）。したがって，これらの樹木の鉢植えを室内にもち込めば，シックハウス症候群を軽減することに役立つ。ただ，ここで注意すべきは，これは光合成の過程で実現されるものであり，光合成を行えるような明るさが必要である。もし，暗い室内においた場合，光合成はなく，逆に呼吸を必要とするため室内の酸素が減り，ホルマリンも残るというまずい関係ができる。

　他方，木材にも浄化能力が存在する。たとえば，ホワイトラワン（合板の原料）でも無垢の木材（張り合わせない木材）では，ホルムアルデヒドを吸収する能力がある。日本の代表的な木材であるスギ，ヒノキ，サワラにも吸収能力がある。それゆえに，合板ではなく，無垢の木材を利用した住宅は健康に良いということになる。しかし，無限に吸収できるわけではない。最終的にどれだけ吸収できるか残念ながら明確ではない。

　木材が悪い大気を吸収してくれる力は，樹木のなかにわずかに含まれている樹液（フィトンチッド）にある。それを精製したエキスを研究者は「精油」と呼んでいるが，材から採れる精油を「材油」，葉から採れる精油を「葉油」と呼ぶこともある。

　スギの葉油は，ホルムアルデヒドの除去能力が非常に高く，また，モミ葉油，ヒノキ葉油もホルムアルデヒド除去率は高い。ヒノキの材油は葉油ほどではないが，比較的高い除去率を示している。これらの精油は香りも悪くないので，室内の空気浄化に有効である。また，香りによるリフレッシュ感を充たす力ももっている。なお，多くの材油，葉油は脱臭剤，消臭剤としての

効果もあり，室内の浄化にとって多目的に使用できる物質である。

(3) 都市の樹木

最近，都市ではヒートアイランド現象が各地でみられるようになった。それは都市が大量にエネルギーを消費し続けていること，コンクリートやアスファルトに覆われ，太陽熱を吸収するためである。そして，ゴミ，ホコリ，騒音，悪臭の世界となっている。そこで生活する人間にストレスが発生しないのは不思議である。

こうした問題を軽減するために，これまで，街路樹を増やしたり，公園が整備されてきた。さらに，最近ではビオトープを形成するために，ビルの屋上に小さな自然を作ったり，公園や河川敷を活用した昆虫や鳥などの居場所を作る動きが活発になった。それはヒートアイランド現象の防止に役立つとともに，都市の騒音やホコリの削減に寄与することになるだろう。どぶ川のいやな臭いも河川を対象にしたビオトープ作りが進めば，減ってくるのではなかろうか。

ヨーロッパのように都市のなかに大きな森があれば，ヒートアイランド現象を抑えることも可能であり，ビオトープを特別に作る必要もなかろう。しかし，日本の都市では，それをあまり期待できない。そこで，少しでも樹木を増やし，昆虫や鳥たちの住みかを増やしていかざるを得ないのである。そうした緑の形成は，都市の住民と樹木や森を近づける力となり，ゆくゆくは園芸療法が開発されることにもつながっていくことになろう。日本の現状では，樹木や森は遠くにあって眺めるものであり，利用するものではないようである。

8. おわりに

樹木や森を対象にした療法は，ようやく始まったばかりであり，試行錯誤の段階である。研究者は少なく，どちらかといえば私のように"やってみないか"といわれて，時間に追われながら，あわてて資料をかき集めるという

状態のものが多いのではなかろうか。

　このような認識に対して，樹木や森の効用について研究されている方々からお叱りを受けるかも知れない。確かに，研究者は多くなり，その成果も年々公表されている。しかし，その成果を「療法」として利用するほどに成熟しているとはいえない。一番問題なのは実験する適当な場所がないということである。静かな森は一般に都心から離れている。現場に着くまでに時間と金とエネルギーが必要である。目的の森に到達するのに，あまり時間や金がかかると，別の選択を考えることになろう。また，「療法」とそれに付随する「効果」がハッキリしない場合にも，別の選択を高めることになろう。

　結局，現在は「療法」として樹木や森が認識されているのではなく，山に行こう，森林レクリエーションに行こう，遠足をしよう，ピクニックやハイキングに行こう，キャンプに行こう，などなどの形で森が活用され，結果として爽快な気分になって帰宅するという流れのなかにある。

　しかし，「療法」としては未完成であっても，山へ行くことは，遊びの知識を高め，自然や樹木に対する知識を深め，時には訓練や勉強をすることによって科学的な認識を加味することになる。それが積み重なっていけば面白さが発見される。この「面白さの発見」，「面白さの体得」が人間の精神的・肉体的な回復に大きく貢献することになる。現在のところ，この「発見」が「療法」の役割をしているのである。

参考文献・引用文献

林　良興．1996．香料．p. 275．太田猛彦（編）．『森林の百科事典』（丸善，東京）．
平野秀樹・巨樹巨木を考える会．2001．『森の巨人たち・巨木100選』（講談社，東京）．
自由国民社．2000．『現代用語の基礎知識』（自由国民社，東京）．
大平辰朗．2000．植物を用いた環境浄化．山林　1398：17-26．
正山征洋．1985．『身近な薬草と薬木』（球磨村森林組合，熊本県）．
豊川勝生．1996．森の音（シリーズ森をはかる）．森林科学　18：51．
上原　巌．2000．森林療育の意義と効果．森林科学　28：52-54．
谷田貝光克．1996．『木のふしぎな力；森からみる地球の未来〈3〉』（文研出版，東京）．
谷田貝光克．1996．フィトンチッド．pp. 535-536．太田猛彦（編）．『森林の百科事典』（丸善，東京）．

注：フィトンチッドについては，フィトンチッド普及センターの資料が参考になるのでホームページ（http://www.phyton-cide.org/）を紹介しておく。興味のある方は開いてみていただきたい。

飯田　繁．2002．樹木・森と人のよい関係．pp. 189-206．松尾英輔・正山征洋（編著）．『植物の不思議パワーを探る―心身の癒しと健康を求めて―』（九州大学出版会，福岡）．224ページ．

あとがき

　近年，日本全体が大変忙しい時代となってきた。また，日本はまさに高齢時代に突入しようとしている。このような時代背景にあって，植物による癒しは必須不可欠で，かつその恩恵は計りしれない。しかしながら一方では植物離れが激しい時代でもある。このジレンマは緊急に解決しなくてはならないと考えている。この思いが一つとなって書かれたのが本書である。各著者自身が，暇を見つけて植物と接し，ガーデニングを楽しみたいと念じているので，その思いが各所に色濃く表現されていると思う。

　本書の上梓にあたっていくつかの点が浮き彫りになった。

　まず一つ目は，専門分野の異なる著者が，それぞれの領域から広い視野に立って園芸療法・園芸福祉を解説したので，表現方法も多種多様で，一見まとまりに欠けているかにみえるかもしれないことである。しかし思いは一つ，園芸療法・園芸福祉をどう受けとめて，将来どのように展開すべきか，に集積させたつもりである。

　二つ目は文章表現である。著者全員が研究者であるため，ややもすると普段の研究論文形式の硬い文章があちこちに見られるのは否めない。これは，ありのままを正しく伝えるよう常々努力しているためであり，むしろそのほうが読者の誤解を招くことが少ないのではなかろうか。

　とはいえ，専門家ではなく一般読者を対象とする本を出版するというねらいから，編集にあたっては，表現や様式をできるだけ読みやすくするように心がけた。このため，場合によっては，原稿を寄せてくださった著者には，不本意ともいえるかもしれないほどの変更をお願いした例もある。それにもかかわらず，読みづらいという批判はさけられそうにない。これはひとえに編者らの力量不足によるものであり，読者にも著者にもお許しいただきたい。

　三つ目は園芸療法・園芸福祉の境界領域や関連領域についての記述は多

かったが，実際のガーデニングに関する記述が少なかったことである。これについては，園芸や庭木に関する講座が各所で開かれているし，雑誌や単行本が容易に手に入るので，それらを利用していただければさいわいである。

　以上のような反省点がみられ，今後に宿題を残す結果となったが，一人でも多くの方に植物のもつ不思議なパワーをご理解いただき，身の回りで植物とのかかわりを実践していただきたいと著者一同念じている次第である。

　2002 年 6 月 30 日

正 山 征 洋

執筆者紹介 (執筆順)

松尾英輔（まつお・えいすけ）九州大学名誉教授，農学博士

1966年九州大学大学院農学研究科博士課程中退，九州大学助手（生物環境調節センター，農学部），鹿児島大学助教授（農学部），九州大学教授（農学部）を経て，2000年より同大学大学院教授（農学研究院）．2003年3月定年退官．
専攻：社会園芸学，人間・植物関係学．
研究内容：人間に対する園芸の意義と役割，人間と植物とのかかわりの解明とその活用．
主な著書・論文：『アマチュア園芸論―身近な園芸の哲学』（1982年），『オランダと日本のテッポウユリ生産』（1986年，春苑堂書店），「社会園芸学」（1997年，農業および園芸72：847-951，1065-1070），『園芸療法を探る―癒しと人間らしさを求めて』（2000年増補版，グリーン情報），「ガーデニングの効用を暮らしに活かす―園芸福祉と園芸療法」（2001年，ランドスケープ研究60(1)：21-26，共著）．

三成由美（みなり・よしみ）中村学園大学教授（栄養科学部），栄養学博士，管理栄養士

1974年中村学園大学家政学部卒業後，中村学園大学助手（食物栄養科）を経て，1998年より現職．
専攻：食物栄養学．
研究内容：薬食同源を基本にしたヘルシーメニューの開発，児童における環境調和型食教育プログラムの開発とその評価．
主な著書・論文：『基礎と応用の調理学実習』（1995年，講談社サイエンティフィック，共著），「ニューセラミックプレートの焼き操作における遠赤外線加熱効果」（1996年，家政学雑誌47(2)：49-58，共著），『料理百科―薬膳―』（1999～2000年，柴田書店），「中国薬膳調理のための食材分類」（2000年，日本食生活学会誌11(3)：277-288，共著），「中国医学と薬膳」（2001年，日本食生活学会誌12(2)：109-114，共著）．

徳井教孝（とくい・のりたか）産業医科大学講師（産業生態科学研究所），医学博士

1988年産業医科大学博士課程修了後，産業医科大学医療技術短期大学講師を経て，1992年より現職．
専攻：疫学．
研究内容：食生活と生活習慣病予防，中国医学を基礎とした薬膳による健康増進．
主な著書・論文：『臨床家のためのがんケースコントロール研究：理論と実際』（1988年，篠原出版，共著），「ライフスタイルとその変容要因に関する疫学的研究」（1988年，産業医科大学雑誌10(1)：103-114，共著），「家具製造業と鼻・副鼻腔がん」（1992年，産業医学ジャーナル 15(1)：64-67，共著），「健康増進」（1997年，総合リハビリテーション25(9)：811-815，共著），『労働衛生スタッフのための職場復帰の理論と実際』（1997年，中央労働災害防止協会，共著），『積極的傾聴法とは』（1999年，メディカ出版，共著）．

正山征洋（しょうやま・ゆきひろ）九州大学大学院教授（薬学研究院），薬学博士

1968年九州大学大学院薬学研究科修士課程修了後，九州大学薬学部助手，助教授，教授を経て，2000年より現職．
専攻：生薬学．
研究内容：植物活性成分に対する単クロン抗体の精製，その小型化抗体の発現と育種の応用，大麻成分生合成酵素の精製とクローニング，生薬の薬理活性に関する研究など．
主な著書・論文：『身近な薬草と薬木』（1985年，球磨森林組合），『トトの大冒険』（1994年，海鳥社，共著），『薬用植物学』（1995年，廣川書店，共著），『薬用資源学』（1997年，丸善，共著），『カラーグラフィック薬用植物』（1997年，廣川書店，共著），『21世紀の生薬・漢方製剤』（1999年，繊維社企画出版），「薬用植物―栽培と品質評価　パート1～9」（1998～2001年，薬事日報社，共著），『薬用植物・生薬開発の最前線』（2001年，シーエムシー，共著），『KUARO叢書1　アジアの英知と自然―薬草に魅せられて』（2002年，九州大学出版会）．

森元　聡（もりもと・さとし）九州大学大学院助教授（薬学研究院），薬学博士

1986年九州大学大学院薬学研究科博士課程修了後，米国ジョンズ・ホプキンス大学医学部およびカリフォルニア大学サンディエゴ校医学部研究室，九州大学助手（薬学部），同助教授を経て2000年より現職．
専攻：薬用資源制御学．
研究内容：薬用植物の栽培法の開発，優良品種の作出（有効成分の生産性を高めた薬用植物），有効成分の含量が均一な薬用植物の作出．
主な著書・論文：「大麻中の幻覚成分の生合成」（1995年，アメリカ化学会誌117：9766-9767，共著），「コガネバナフラボンの代謝のメカニズム」（1998年，アメリカ生化学会誌273：12606-26198，共著），「コガネバナフラボンの代謝酵素」（1999年，アメリカ生化学会誌274：26192-26198，共著），「ケシにおけるモルヒネの代謝経路」（アメリカ生化学会誌276印刷中，共著）．

板井修一（いたい・しゅういち）筑紫女学園大学教授（文学部），博士（医学），臨床心理士

1978年広島大学大学院教育学研究科修士課程修了後，福岡県精神保健福祉センター，筑紫女学園大学助教授を経て，2002年より現職．
専攻：臨床心理学．
研究内容：乳幼児期から老年期にいたるまでの健康な心の育成と保持増進についての臨床心理学的な研究，とくに対人関係の心理的距離の視点からの測定とその臨床応用に関する研究，高齢者虐待と介護についての臨床心理学的研究．
主な著書・論文：「母親の子供に対する心理的距離の測定」（1991年，久留米医学会雑誌54(9)：572-589），「都市と心の健康」（1995年，都市科学　23：32-40，共著），『精神科デイケア』（1996年，医学書院，共著），『"老人虐待"の予防と支援　高齢者・家族・支え手を結ぶ』（1998年，日本看護協会出版，共著）．

執筆者紹介

美根和典（みね・かずのり）九州大学大学院教授（薬学研究院），医学博士
1975年九州大学医学部卒業後，九州大学病院，飯塚病院，九州大学助手（医学部），米国国立衛生研究所（NIH）研究員，北九州津屋崎病院，九州大学助手（附属病院），講師を経て，2000年より現職．
専攻：心身医学，臨床薬学，消化器病学，内科学．
研究内容：心理的ストレスや心理的疲労などによる多くの身体的疾患を心の面から治す方法論および，薬物を安心してかつ安全性を確保して服用する方法論．
主な著書・論文：「消化性潰瘍―心身医学的治療―」pp. 1016-1030，中澤三郎（編），『日本消化性潰瘍学』，(1995年，医科学出版社，分担執筆)，「慢性疼痛―多面的段階的治療の重要性―」(2000年，ペインクリニック 21：162-171，共著)，「消化管とストレスマネージメント―特に過敏性腸症候群について―」(2000年，総合臨床 49：1907-1909)，「NUD と消化性潰瘍治療における心身医学的アプローチ」(2001年，日本医事新報 4016：25-28)，「情動と消化器」，久保千春（編），『心身医学標準テキスト』(2001年，医学書院，分担執筆)．

恵紙英昭（えがみ・ひであき）久留米大学講師（医学部），医学博士
1987年久留米大学医学部卒業後，大牟田労災病院，大牟田市立病院精神科部長，久留米大学助手（医学部）を経て，2000年より現職．
専攻：精神医学，思春期精神障害，アルコール関連問題，リエゾン精神医学．
研究内容：アルコールの生態リズムに及ぼす影響，アルコール依存症と遷延性アルコール脱離症候群の治療．
主な著書・論文：「自発行動リズムに及ぼすエタノールの位相変位作用」(1992年，神経精神薬理 14：345-347，共著)，「行動リズムおよび体温リズムに及ぼすエタノールの影響」(1995年，神経精神薬理 17：737-748)，「睡眠薬の変遷―barbiturates から benzodiazepines へ―」(1998年，臨床精神薬理 1：899-906，共著)，「脳とアルコールとベンゾジアピン受容体拮抗薬の因果関係」(1998年，『脳機能の解明―21世紀に向けて―』(1998年，九州大学出版会，共著)，「患者になった看護婦さん―ストレスによる抑うつと不眠」(1999年，『眠らない，眠れない』，法研，共著)．

石橋正彦（いしばし・まさひこ）医療法人十全会　十全病院院長
1983年久留米大学医学部卒業後，久留米大学助手（医学部），稗田病院副院長を経て，1994年より現職．
専攻：精神医学，睡眠障害，アルコール症．
研究内容：アルコール症の臨床的リズム障害，睡眠障害，薬物依存症の臨床．
主な著書・論文：『アルコール症に伴う睡眠障害』(1997年，Progress in Medecine，共著)，「発作は長期抑制されているのに脳波は正常化していないてんかん」(1998年，臨床精神医学 27：1267-1271，共著)，「睡眠障害―アルコール依存症：薬物依存症」『臨床精神医学講座 13』(1999年，中山書店，共著)，『眠らない，眠れない』(1999年，法研，共著)，「アルコール依存症の睡眠とうつ病」(2000年，肝胆膵 40(1)：29-34)，「覚醒剤精神病とフラッシュバック」(2000年，福岡行動医学雑誌 8(1)：5-19，共著)．

北尾伸子（きたお・のぶこ）医療法人十全会　十全病院

1994年国立療養所福岡東病院付属リハビリテーション学院卒業後，雁の巣病院勤務を経て，1999年より現職．

飯田　繁（いいだ・しげる）九州大学大学院教授（農学研究院），農学博士

1966年九州大学農学部卒業後，林政総合調査研究所，JICA派遣研究員（ICRAF：International Centre for Research in Agroforestry），九州大学教授（農学部）を経て，2000年より現職．
専攻：林政学．
研究内容：森林の役割と実態，たとえば，木材原料，水資源，野生生物の保護，温暖化防止などの解明とその対策．
主な著書・論文：『林地移動と森林管理』（1985年，林政総合調査研究所），『国有林の過去・現在・未来』（1992年，筑波書房），『流域林業の到達点と展開方向』（1999年，九州大学出版会，共著）．

植物の不思議パワーを探る
―心身の癒しと健康を求めて―

2002年11月15日　初版発行
2003年10月20日　初版2刷発行

編著者　　松　尾　英　輔
　　　　　正　山　征　洋

発行者　　福　留　久　大

発行所　　㈶九州大学出版会
　　　　　〒812-0053　福岡市東区箱崎7-1-146
　　　　　　　　　　　九州大学構内
　　　　　電話　092-641-0515（直通）
　　　　　振替　01710-6-3677
　　　　　印刷・製本／九州電算㈱・大同印刷㈱

© 2002 Printed in Japan　　　ISBN 4-87378-754-8

出島の科学 ——長崎を舞台にした近代科学の歴史ドラマ——

長崎大学『出島の科学』刊行会 編著　　A 4 判・98 頁・1,700 円

本書は長崎大学が開催した日蘭交流 400 周年記念展覧会「出島の科学―日本の近代科学に果たしたオランダの貢献」の際刊行された図録を改訂したものであり，長崎を舞台にした日本の近代科学の歴史のあらましを豊富な写真や図版を用いて紹介するものである。

出島のくすり

長崎大学薬学部 編　　新書判・210 頁・1,400 円

日本の近代薬学は，長崎出島のオランダ商館医や薬剤師の貢献と，それを受け継いだ先人の活躍による。日蘭交流 400 周年を記念に新たな視点から発掘を行った。幕末から明治初期を中心に，長崎を舞台にした近代薬学導入の初めての歴史書。

アジアの英知と自然 ——薬草に魅せられて——

正山征洋　　新書判・134 頁・1,200 円

人参，甘草，茶，アサなど薬学領域から見つめてアジアとの関わりが深い薬用植物を取り上げ，それらの歴史，効能，最新の研究成果を分かり易く解説する。〈KUARO（九州大学アジア総合研究機構）叢書1〉

（表示価格は税別）

九州大学出版会